LA PRATIQUE

DE LA

CHIRURGIE D'URGENCE

PAR

LE Dr A. CORRE

EX-MÉDECIN DE 1re CLASSE DE LA MARINE

CHEVALIER DE LA LÉGION D'HONNEUR

Avec 51 figures intercalées dans le texte

PARIS

J. B. BAILLIÈRE et FILS

LIBRAIRES DE L'ACADÉMIE DE MÉDECINE

19, rue Hautefeuille, près du boulevard Saint-Germain

1872

LA PRATIQUE

DE LA

CHIRURGIE D'URGENCE

PRÉFACE

En livrant cet opuscule à la publicité, notre désir est de donner au médecin sans grande habitude des opérations, les indications nécessaires à l'exécution de celles-ci, quand elles se présentent avec un certain caractère d'urgence ; de fournir au médecin militaire, en campagne, ou au médecin rural, un guide portatif, sorte de mémento facile à consulter en toutes circonstances.

Nous avons rédigé les principaux chapitres pour nous-même, pendant la dernière guerre : c'est assez dire que nous n'avons pas eu la prétention d'écrire une œuvre magistrale, mais une sorte d'aide-mémoire, résumé des grands traités de chirurgie qui sont entre toutes les mains.

Nous avons pensé être utile aux élèves, en consacrant quelques articles aux opérations communes et au pansement des plaies; à nos confrères, en décrivant avec détail les plus remarquables procédés d'amputation et de ligature de Marcellin Duval. Nous ne saurions trop vivement remercier ici notre maître qui nous a autorisé à reproduire ses opérations si méthodiques, si dignes de devenir classiques.

Sans doute, ce petit ouvrage se ressent des circonstances difficiles au milieu desquelles il a été presque entièrement rédigé; il présente des lacunes inhérentes à sa forme et à la nature même de son sujet (le cadre de la *Chirurgie d'urgence* ne peut guère être délimité). Mais si, malgré ses imperfections, il rend service à nos jeunes confrères, nous aurons atteint le but que nous nous sommes proposé.

Brest, le 30 août 1871.

Dr A. CORRE.

TABLE DES FIGURES

FIN DE LA TABLE DES FIGURES.

CHIRURGIE D'URGENCE

PREMIÈRE SECTION

CHIRURGIE GÉNÉRALE

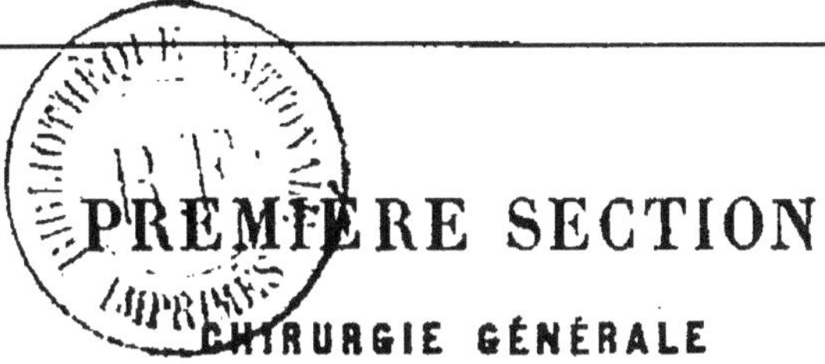

CHAPITRE I

Des opérations communes et des pansements.

Art. 1. — DE LA SAIGNÉE.

Entre toutes les opérations de la chirurgie d'urgence, la saignée mérite la première place. Sans doute, le champ de ses indications est moins étendu qu'il ne l'était autrefois : une délimitation plus précise du groupe des congestions encéphaliques, une pathogénie plus scientifique des hémorrhagies du cerveau, une connaissance plus complète de l'action des médicaments susceptibles de lutter contre les phlegmasies viscérales, ont restreint l'emploi des émissions sanguines. Mais la phlébotomie reste encore, dans bon nombre de maladies, comme le moyen thérapeutique par excellence.

1° Saignée du bras.

Cinq veines peuvent être ouvertes au pli du bras :

La *radiale*, située au côté externe de l'avant-bras ;

La *cubitale*, située au côté interne ;

La *médiane*, placée entre les précédentes, à la partie antérieure : elle se divise en deux branches superficielles, l'une externe, qui va se jeter dans la céphalique,

La *médiane céphalique;* l'autre interne, qui se rend dans la basilique,

La *médiane basilique.*

L'ensemble de ces veines représente assez bien un M, dont la pointe du V serait prolongée par la médiane. Des filets nerveux entourent les vaisseaux, et l'artère humérale croise très-obliquement la veine médiane basilique, dont elle est séparée par l'expansion aponévrotique du tendon du biceps.

Manuel opératoire. — Le malade est assis ou couché. Un lien est appliqué circulairement à la partie inférieure du bras, et arrêté par une simple rosette : il exerce une constriction suffisante pour suspendre le cours du sang veineux, mais non pour intercepter celui du sang artériel. Les veines apparaissent bientôt sous forme de cordons bleuâtres, cylindriques, noueux : le chirurgien choisit la plus apparente si elle n'offre pas des rapports trop intimes avec une artère (l'humérale, ou l'une de ses branches terminales, dont les anomalies d'origine et de situation sont assez communes), ou, dans le cas contraire, une veine de moindre volume, mais plus éloignée du vaisseau qu'il importe d'éviter ; il immobilise le membre en plaçant la main du malade sous son aisselle gauche, s'il s'agit d'une saignée du bras droit, sous son aisselle droite, s'il s'agit d'une saignée du bras gauche, et, en embrassant le coude de la main qui correspond à l'aisselle fixatrice, il marque avec le pouce le lieu de l'incision.

De la main restée libre, le chirurgien tient sa lancette par la lame (celle-ci à angle droit sur la châsse), entre les dernières phalanges du pouce et de l'index, appliquées à une distance de la pointe

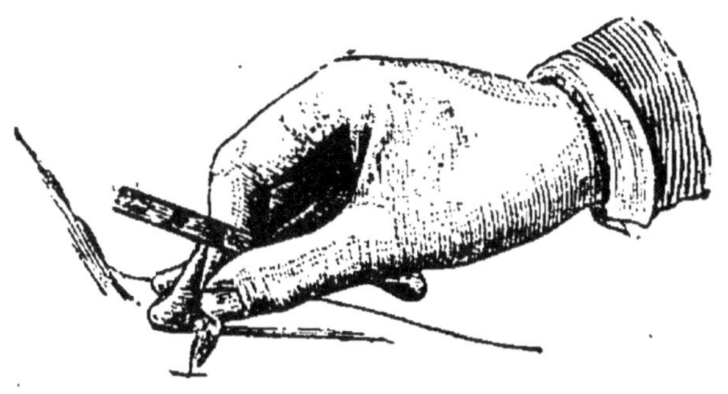

Fig. 1. — Saignée du bras.

qui indique le degré de pénétration de l'instrument ; les trois autres doigts prennent un point d'appui sur l'avant-bras du malade (fig. 1). La pointe de la lancette est enfoncée dans la veine un peu obliquement, puis relevée, par un mouvement de bascule qui abaisse le talon : l'opération comprend ainsi : 1° un temps de *ponction*, 2° un temps d'*élévation* ou d'agrandissement de l'incision.

La veine ouverte, on aide la sortie du sang par de légères pressions exercées sur la partie antérieure de l'avant-bras, du poignet vers le coude, ou par des contractions qu'on fait exécuter au malade, en lui donnant à serrer entre ses doigts une bande roulée ou un étui à lancettes. On veille à ce que le parallélisme des lèvres de la plaie tégumentaire et des lèvres de la plaie veineuse ne soit pas détruit par des mouvements intempestifs, à ce que des caillots ou des pelotons graisseux ne se déposent pas à l'orifice d'écoulement.

Lorsqu'on a tiré la quantité de sang nécessaire, on applique le pouce sur l'ouverture produite par la lancette, on enlève la ligature, on lave rapidement le bras, on recouvre la plaie d'une petite compresse triangulaire, et on entoure le coude d'un bandage en 8, dont on a soin de serrer plus fortement les anses inférieures, afin de prévenir les hémorrhagies (Piorry).

Un *accident* grave est à redouter pendant l'opération : l'artère humérale peut être blessée. Jamais un chirurgien prudent ne s'exposera à un pareil danger : il s'abstiendra toujours de saigner la médiane basilique, dont les rapports avec l'artère sont trop directs ; il sera toujours en garde contre les anomalies artérielles, et ne pratiquera la phlébotomie qu'après un examen minutieux du pli du bras. Il vaut mieux, dit Jamain, passer pour trop timide que d'avoir à déplorer une imprudence. Si l'opérateur n'a pas su éviter l'artère, s'il l'a piquée avec la veine (ce qu'il reconnaîtra à un écoulement de sang rutilant, spumeux, par jets saccadés et isochrones aux battements du pouls, suspendus par la compression au-dessus de la plaie, accrus par la compression au-dessous de celle-ci), qu'il conserve son calme et qu'il prenne au plus vite une détermination. La compression *directe*, sur la plaie, au moyen de compresses graduées, d'une pièce de monnaie, etc., seule ou alliée à la compression *indirecte*, sur le trajet de l'humérale, réussit quelquefois à provoquer la cicatrisation de la plaie artérielle; mais, le plus souvent, elle n'empêche pas le développement d'un anévrysme faux consécutif ou d'un anévrysme variqueux. La ligature de l'artère *au-dessus et au-dessous* de la blessure est préférable à la compression : si l'on peut justifier une semblable opération aux yeux du malade, il ne faut pas hésiter à la pratiquer : on découvre l'artère en agrandissant l'incision tégumentaire, ou en se guidant sur le bord interne du muscle biceps, comme dans la ligature de l'humérale au pli du bras. (Voy. *Ligatures*.)

2° Saignée du pied.

Cette opération porte un nom très-impropre; car elle ne consiste pas à ouvrir une des veines du pied, mais la *saphène interne* ou la *saphène externe*, à la partie inférieure de la jambe.

On saigne la saphène interne en avant et un peu au-dessus de la malléole tibiale; la saphène externe, en arrière et un peu au-dessus de la malléole péronière.

Manuel opératoire. — Le malade est assis. On lui fait placer les deux pieds dans un vase rempli d'eau chaude pour déterminer une congestion vers les extrémités et rendre les vaisseaux plus apparents. Lorsque ceux-ci sont suffisamment gonflés, le chirurgien met sur son genou, recouvert d'une alèze, le pied sur lequel les veines se dessinent avec le plus de netteté, choisit la plus apte à fournir un écoulement de sang convenable, et applique une ligature à deux ou trois travers de doigt au-dessus des malléoles ; la bande est fixée par une rosette du côté opposé à la veine qui doit être ouverte.

Après une nouvelle immersion du pied dans l'eau chaude, on pratique la saignée. Il ne faut pas oublier que, « en raison de leur position, les saphènes ne peuvent être piquées perpendiculairement à leur axe, dans la crainte de blesser le périoste, ou même de laisser la pointe de la lancette dans l'une des malléoles ; par conséquent on devra faire l'incision parallèlement à l'os, et la lame formera avec la châsse un angle aigu. » (Jamain.)

On tient le pied hors de l'eau et on reçoit le sang dans une palette, ou on remet le pied dans l'eau et on laisse le sang se mêler avec elle. Lorsqu'on juge à propos d'arrêter l'écoulement, on enlève la ligature, on essuie le pied, et on recouvre la piqûre d'une petite compresse, qu'on fixe par un bandage en 8, dit bandage de l'étrier.

ART. 2. — DE L'OUVERTURE DES ABCÈS.

Règle générale, on ouvre les abcès lorsqu'ils sont à maturité, c'est-à-dire quand le pus, réuni en foyer, donne une sensation de fluctuation bien nette.

Mais cette règle n'est pas sans exceptions. Les abcès doivent être ouverts *prématurément :*

1° Lorsque la suppuration est profonde et étendue, établie au milieu de parties inextensibles, susceptible d'envahir des régions abondamment pourvues de tissu cellulaire, ou de fuser dans une grande cavité ;

2° Lorsque la suppuration menace d'envelopper des vaisseaux et des nerfs importants, des organes dont la dénudation compromet la fonctionnalité ;

3° Lorsque la suppuration tend à se porter vers

une région où l'ouverture de l'abcès peut demeurer fistuleuse ;

4° Lorsque enfin la suppuration est occasionnée par l'infiltration ou l'épanchement d'un liquide irritant, comme la bile, l'urine ou les matières fécales (C. Denonvilliers).

L'ouverture se fait ordinairement avec la lancette ou avec le bistouri.

1° Si *l'abcès est superficiel*, on l'ouvre avec la pointe de la lancette, par simple *ponction* ou par *ponction* suivie *d'élévation*.

2° Si *l'abcès est peu profond*, on l'ouvre : *a*, par *ponction*, avec le bistouri droit tenu comme une plume à écrire, le tranchant en haut ; *b*, par *ponction* suivie d'*élévation*, avec le bistouri droit tenu comme une plume à écrire ou comme un archet, le tranchant en haut ; *c*, par *incision de dehors en dedans*, ou des parties superficielles vers les parties profondes qui recèlent le pus, avec le bistouri droit tenu comme une plume à écrire, le tranchant en bas.

3° Si *l'abcès est très-profond, d'étendue médiocre et bien limité*, on a recours aux procédés suivants : *a*, *incision de dehors en dedans*, et couche par couche, des parties molles qui recouvrent l'abcès, avec le bistouri convexe tenu comme une plume à écrire, le tranchant en bas ; *b*, incision de la peau avec le bistouri, écartement ou déchirement des parties molles sous-jacentes avec la sonde cannelée ou avec le doigt ; *c*, incision de la peau et d'une épaisseur notable des tissus situés au-dessous d'elle : on n'arrive pas jusqu'au foyer purulent, mais on favorise son ouverture naturelle en diminuant l'épaisseur de ses parois.

4° Si *l'abcès est très-profond, très-étendu et mal limité*, on pratique deux ouvertures (ou un plus grand nombre) dans les points les plus favorables à l'écoulement du pus.

On presse doucement sur la tumeur pour aider à la sortie du pus, puis on procède au pansement. Si l'abcès ·n'a qu'une ouverture, on introduit par celle-ci une mèche de charpie légèrement cératée; si l'abcès a plusieurs ouvertures, on passe au travers du foyer un tube de caoutchouc vulcanisé percé de trous latéraux (drain), une longue mèche de charpie ou une bandelette à seton; on recouvre ensuite avec un linge fenêtré et huilé, au-dessus duquel on dispose un gâteau de charpie sèche, ou plus simplement avec un plumasseau de charpie cératé, une compresse et un bandage convenable.

Art. 3. — Du traitement des blessures par instruments piquants.

Une mouche de diachylum, un plumasseau de charpie cératé, maintenu par quelques tours de bande, suffisent au pansement des plaies par instruments piquants, lorsqu'elles sont exemptes de toute complication.

Cependant, quand ces plaies ont pour siége des régions riches en tissus fibreux, soumises à des mouvements répétés, où l'inflammation avec étranglement est à craindre, il vaut mieux recourir, dès les premiers instants, aux applications résolutives (compresses ou charpie imbibées d'eau, d'eau-de-vie ou d'alcool camphré, etc.).

Si le corps vulnérant est resté dans la plaie, il faut l'extraire. Cette extraction ne présente, en général, aucune difficulté : elle se fait par la plaie (agrandie, s'il est nécessaire, avec le bistouri), à l'aide des doigts ou des pinces, ou par une contre-ouverture, lorsque l'instrument piquant offre des saillies ou des dentelures qui s'opposent à son enlèvement par la voie de pénétration (hameçons, flèches, etc...) (1).

(1) Les personnes qui habitent les bords de la mer, les matelots, se piquent souvent les pieds en se baignant dans des lieux parsemés d'oursins. Les pointes de ces animaux restent dans les chairs et occasionnent de vives douleurs. Laiguillon rapporte avoir appris d'un Arabe la manière d'extraire ces piquants : « Il s'agit d'étendre deux lignes de graisse sur la partie, d'y appliquer à plat la lame d'un couteau chauffée au feu ; puis on ratisse, et les pointes sortent d'elles-mêmes. » (Forget, *Méd. nav.*, II.)

Art. 4. — Du traitement des blessures par instruments tranchants.

Les plaies par instruments tranchants consistent en solutions de continuité de longueur, largeur et profondeur variables, mais à bords réguliers, ordinairement bien disposés pour la réunion; elles peuvent présenter des lambeaux à base plus ou moins étendue, ou s'accompagner de perte de substance.

Le pansement diffère selon qu'on se propose d'obtenir :

1° La *réunion immédiate* ou *par première intention*, c'est-à-dire la soudure des lèvres de la plaie sans suppuration ;

2° La *réunion médiate, secondaire* ou *par seconde intention*, c'est-à-dire la soudure des lèvres de la plaie après suppuration ;

3° La *cicatrisation*, c'est-à-dire la formation d'un tissu nouveau, cicatriciel, interposé aux lèvres de la blessure, trop éloignées l'une de l'autre pour être affrontées.

1° Réunion immédiate.

La *réunion immédiate* doit être tentée dans les premières heures qui suivent la blessure, si les bords de la solution de continuité sont nets et exempts de contusion, s'il n'existe aucune complication donnant lieu à des indications spéciales.

Les moyens de la produire sont nombreux.

1° La *situation* favorise la réunion des plaies du cou et des membres : la flexion convient aux plaies transversales, l'extension modérée aux plaies longitudinales.

2° Les *bandages invaginés* sont quelquefois employés dans les blessures des membres : on peut y avoir recours lorsqu'on manque de bandelettes, mais sans accorder trop de confiance à leur action *unissante*, très-incomplète et peu soutenue. Voici la description qu'en donne Jamain.

a. *Bandage des plaies longitudinales.* — « *Pièces du bandage.* Prenez une bande dont la largeur dépasse un peu la longueur de la plaie, et dont la longueur soit telle qu'elle puisse faire plusieurs fois le tour du membre blessé. Taillez sur une de ses extrémités des chefs larges d'environ 2 centimètres, et assez longs pour faire les trois quarts de la circonférence du membre ; placez la bande autour de la partie où elle doit être appliquée, et marquez l'endroit où elle rencontre la racine des chefs ; pratiquez dans ce point autant d'ouvertures qu'il y a de chefs et prolongez les boutonnières du côté de ces derniers. On peut encore faire ces ouvertures à une distance des chefs égale à leur longueur. D'ailleurs, peu importe le point où ces ouvertures seront pratiquées, pourvu que la distance entre la racine des chefs et l'ouverture ne soit pas plus grande que la circonférence de la partie qui doit être entourée. Il faut, en outre, deux compresses graduées, dont l'épaisseur sera en raison de la profondeur de la plaie. — *Applica-tion*. Pour appliquer ce bandage, on place sur les bords de la plaie les compresses graduées, d'autant plus loin que la plaie sera plus profonde ; on portera ensuite le plein de la bande intermédiaire aux chefs et aux boutonnières sur la partie opposée à la solution de continuité ; on ramènera les chefs et les ouvertures vers la plaie, puis on engagera chacun des chefs dans l'ouverture correspondante. On fera des tractions en sens opposés plus ou moins fortes, afin de ramener les bords de la plaie en contact, puis on fixera le bandage en enroulant le reste de la bande : il est bon, afin de donner plus de solidité, de fixer chacun des chefs avec des épingles..... »

b. Bandage des plaies transversales.— « *Pièces du bandage.* Prenez : 1° deux bandes non roulées, longues de 60 centimètres environ et d'une largeur égale à la longueur de la plaie ; 2° deux bandes roulées à un globe. Une des bandes non roulées doit être divisée à une de ses extrémités en chefs de 3 centimètres de large ; l'autre bande doit présenter près de son extrémité des ouvertures en nombre égal. — *Application.* Pour appliquer ce bandage, on fixe la première bande non roulée inférieure au moyen d'un bandage spiral, et, afin qu'elle ne soit pas entraînée en haut par les tractions qu'on est obligé de faire pour rapprocher les bords de la plaie, il est nécessaire de la replier sur elle-même une ou plusieurs fois, par-dessus les tours de spire qui ont été faits pour la maintenir en place. Lorsque le bandage spiral est arrivé au niveau de la solution de continuité, on fait tenir le globe par un aide, on fixe la

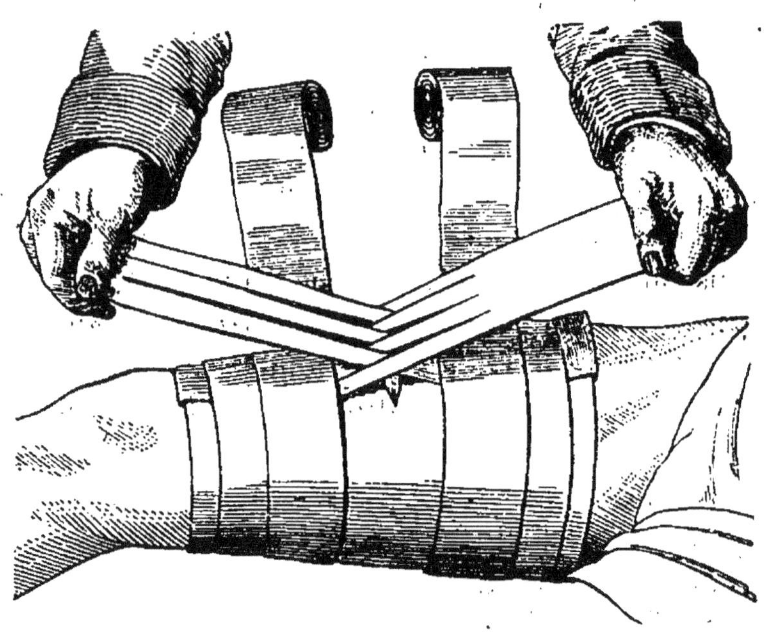

Fig. 2. — Bandage unissant des plaies transversales, appliqué à la cuisse.

bande non roulée supérieure de la même manière, en allant de la partie supérieure vers la partie inférieure ; arrivé au niveau de la solution de continuité, on engage les chefs qui ont été taillés sur une des deux bandes dans les ouvertures pratiquées sur l'autre : cela fait, on tire sur les deux extrémités de la bande pour rapprocher les lèvres de la plaie, et on fixe le bandage en épuisant la bande inférieure sur la partie supérieure, et réciproquement... »

3° Les *bandelettes agglutinatives*, taillées dans un morceau de sparadrap au diachylum, doivent avoir une largeur d'un centimètre à un centimètre et demi, et une longueur telle, qu'elles puissent faire une fois et demie le tour du membre ou prendre un point d'appui à 25 ou 30 centimètres de la solution de continuité. On les applique de deux façons, après avoir rasé et essuyé la partie, s'il est nécessaire. — *a*. Chaque bandelette est fixée moitié sur un des côtés de la plaie, moitié sur l'autre côté (quand la première moitié adhère à la peau, on rapproche les bords avant de fixer le reste de la bandelette) ; la bandelette qui correspond à la partie moyenne de la plaie est d'abord posée, puis les autres sont placées alternativement en haut et en bas, jusqu'à ce que la plaie soit toute recouverte. — *b*. Si la blessure siége à un membre, on applique le milieu de chaque bandelette sur la face opposée à la plaie, et l'on ramène les deux chefs l'un à droite, l'autre à gauche, de manière à les entre-croiser sur la solution de continuité et à les fixer sur les côtés : on commence l'application par l'angle inférieur de la plaie. Dans l'un et l'autre procédé, les bandelettes doivent s'imbriquer de telle sorte qu'il n'existe aucun intervalle entre elles.

4° Les *serres-fines* sont d'excellents instruments de réunion : elles maintiennent les lèvres de la plaie dans un contact parfait, sans se relâcher dans leur action et sans entamer les tissus. Mal-

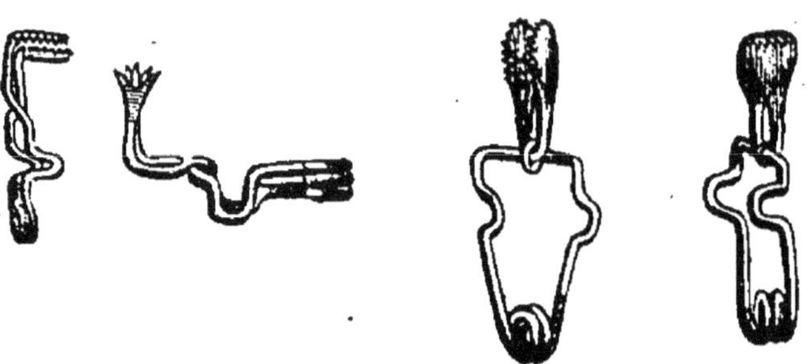

Fig. 3. — Serres-fines de Vidal (de Cassis).

heureusement, elles font souvent défaut au chirurgien dans les cas d'urgence.

5° Les *sutures* sont indiquées lorsque la plaie intéresse une partie dans toute son épaisseur (paroi abdominale, joues, lèvres, etc...).

La peau rasée et nettoyée, les lèvres de la blessure rapprochées avec les doigts ou avec des pinces, on applique le *premier point* à la partie moyenne de la division, si la plaie est rectiligne ou curviligne, aux angles, si elle est à lambeaux (en V, en T, ou cruciale +). Les autres points sont ensuite placés à des intervalles égaux : « l'intervalle d'un point à l'autre, comme aussi la distance de l'entrée et de la sortie de l'aiguille au bord de la plaie, varient selon l'épaisseur des chairs ; la règle essentielle est que l'affrontement soit partout exact. » (Malgaigne.) On a soin de traverser les téguments sous un angle d'environ 45°, de soutenir les parties molles au-devant de l'aiguille, de ne serrer les points que lorsque tous les fils ont été posés, et en commençant par le plus central, de ne produire qu'une striction modérée et de faire les nœuds sur le côté le moins déclive de la plaie.

Tous les points de suture doivent bien se prêter un mutuel appui, mais en restant toujours isolés et indépendants, de telle sorte que le relâchement ou la section de l'un ne nuise pas à la solidité des autres. (Malgaigne.) C'est aux procédés qui répondent le mieux à cette loi que le chirurgien donnera la préférence.

On peut ainsi classer les principales sutures :

a. *Sutures interrompues, à points isolés et indépendants :*
   1° *complétement :* à traction directe, sans froncement :
          S. entrecoupée, entortillée, enchevillée ;
   2° *incomplétement :* à traction directe, avec froncement :
          S. à anse ;
b. *Sutures continues :*
   1° à traction oblique :
          S. à surjet, en faufil ;
   2° à traction circulaire :
          S. en bourse, en ligature.

Suture entrecoupée. — Le procédé classique exige une aiguille courbe et un fil pour chaque point ; le premier point correspond à la partie moyenne de la plaie. Un long fil et une seule aiguille suffisent : on traverse les lèvres de droite à gauche et de gauche à droite alternativement, on forme ainsi des anses plus ou moins étendues, qu'on sectionne d'un coup de ciseaux, et on noue les bouts sur les côtés de la plaie ; dans ce procédé, on commence la suture par l'un des angles de la solution de continuité.

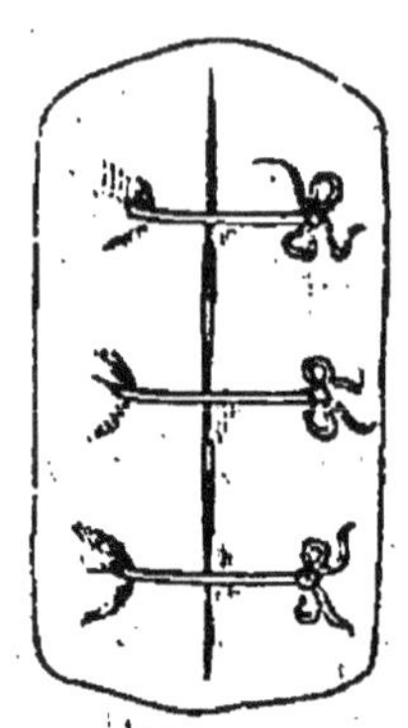

Fig. 4. — Suture entrecoupée.

Suture entortillée. — S'il ne faut qu'un point de suture, on enfonce une épingle dans les parties molles, à une distance convenable des lèvres de la plaie, soit avec les doigts, soit avec la pince fixe ; on engage une anse de fil sous les deux bouts de l'épingle ; on entre-croise les chefs par-dessus la plaie, de manière à les ramener sous l'épingle et à décrire un 8 ; on renouvelle cette manœuvre trois ou quatre fois, et on arrête les extrémités du fil par un nœud ou une rosette. Si

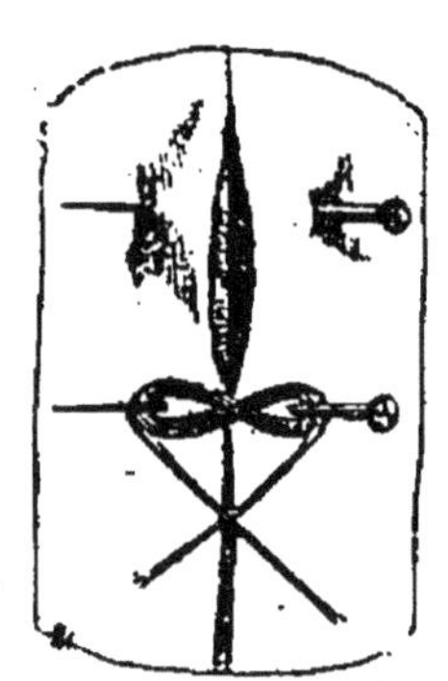

Fig. 5. — Suture entortillée.

plusieurs points de suture sont jugés nécessaires, on passe d'une épingle à l'autre les deux chefs du fil, en les croisant au-dessus de la plaie, dans l'intervalle du point achevé et du point à exécuter. Malgaigne conseille d'arrêter chaque point *isolément.*

Suture enchevillée. — C'est une suture entre-coupée à fils doubles : chaque fil embrasse par son anse une tige de plume, un rouleau de sparadrap ou de linge, un crayon, et se noue, du côté opposé, sur une *cheville* ana-logue ou semblable, avec une force suffisante pour rappro-cher les bords de la plaie. Cette suture réunit très-bien le fond de la plaie, mais laisse les lèvres un peu écartées.

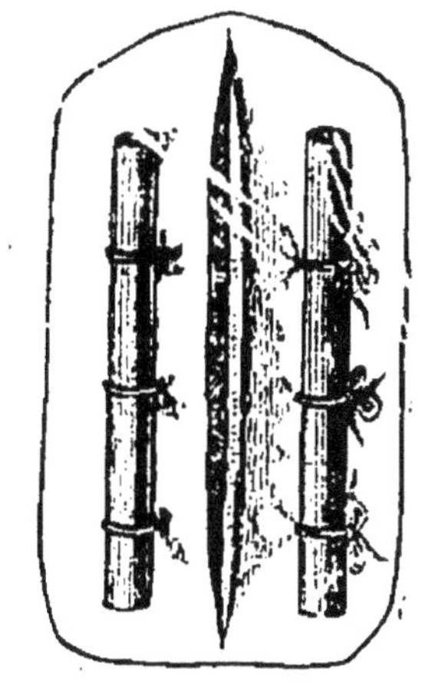

Fig. 6. — Suture enche-villée.

Suture en surjet. — Elle se fait avec une aiguille plutôt droite que courbe ; le fil décrit des tours de spire depuis une extrémité de la plaie jusqu'à l'autre ; on l'ar-rête au moyen d'un nœud ou d'une rosette.

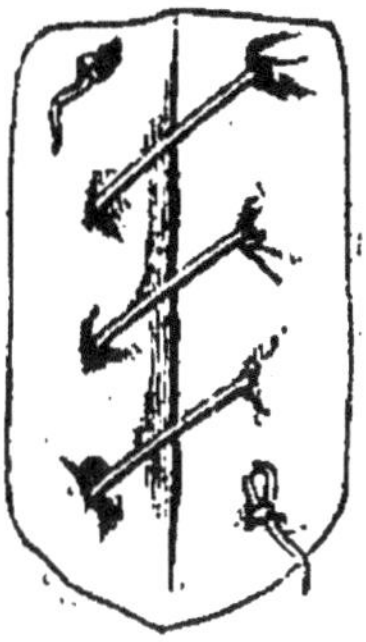

Suture en fau-fil. —Le fil, au lieu de décrire des tours de spire, comme dans la suture en surjet, forme des zigzags sur les côtés de la plaie.

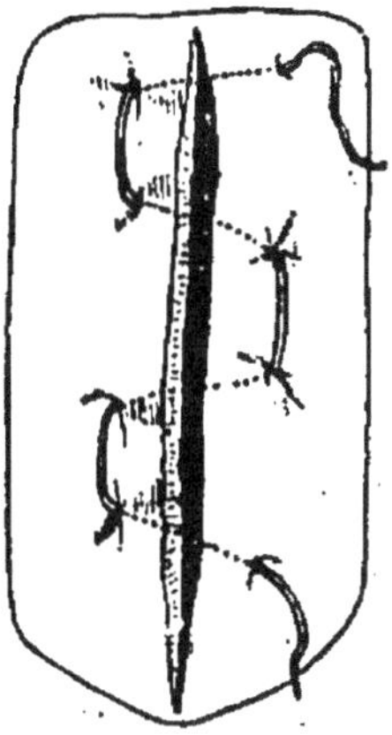

Fig. 7. — Suture en surjet.

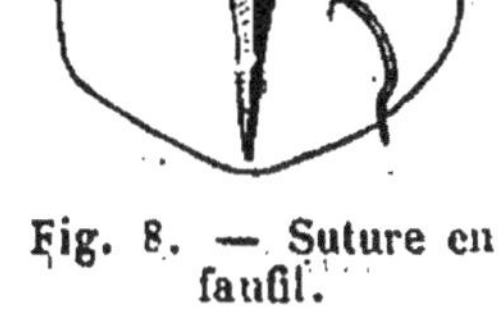

Fig. 8. — Suture en faufil.

Nous ne dirons rien des au-tres sutures, qui ne trouvent leur application que dans des cas spéciaux (voir les plaies de l'intestin).

2° **Réunion secondaire.**

Si on veut obtenir la réunion par *seconde intention*, on se borne à recouvrir la blessure avec des bandelettes de diachylum légèrement écartées, pour permettre au pus de s'écouler au dehors ; avec un plumasseau de charpie cératé, ou un linge fenêtré, huilé ou cératé, au-dessus duquel on dispose une couche de charpie sèche : d'autres fois, on panse avec des gâteaux de charpie imbibés d'eau-de-vie camphrée.

3° **Cicatrisation.**

Quand les bords de la solution de continuité ne peuvent être affrontés, comme dans les plaies avec perte de substance, la guérison s'opère par *cicatrisation*. On panse avec un plumasseau de charpie cératé, un linge fenêtré, huilé ou cératé, recouvert de charpie sèche ; ou, si l'on veut maintenir la surface suppurante à l'abri du contact de l'air, on a recours à l'*occlusion* (cuirasse de bandelettes de sparadrap ou baudruche gommée).

L'*hémorrhagie* est la *complication* la plus commune des plaies par instruments tranchants : la réunion des bords de la blessure l'arrête souvent ; mais si ce moyen ne réussit pas à suspendre l'écoulement du sang, il faut combattre l'hémorrhagie par des topiques réfrigérants, styptiques ou absorbants (eau froide, solution de sulfate de cuivre, de perchlorure de fer, etc.), par la cautérisation au fer rouge, par la compression, ou enfin pratiquer la ligature des vaisseaux divisés.

S'il existe des *corps étrangers*, on les extrait avant de procéder à tout pansement.

ART. 5. — DU TRAITEMENT DES BLESSURES PAR INSTRUMENTS CONTONDANTS, ET PARTICULIÈREMENT DES BLESSURES PAR ARMES A FEU.

1° Contusion.

Toutes les fois qu'une puissance extérieure agit par choc ou par pression sur les tissus vivants, de manière à provoquer la rupture des vaisseaux, à détruire les voies de la circulation dans les parties frappées, sans division de la peau, il y a *contusion*.

Au 1er *degré*, quelques mailles du tissu cellulaire sous-cutané, les petits vaisseaux superficiels sont seuls déchirés : il se produit une infiltration sanguine dont une ecchymose traduit l'étendue.

Au 2e *degré*, des fibres cellulaire et musculaires, des vaisseaux de plus gros calibres sont rompus : le sang s'extravase dans les tissus en quantité plus ou moins considérable, ou se réunit en foyer (bosses ou tumeurs sanguines).

Au 3° *degré*, les parties molles sont profondément altérées : elles ne sont pas encore mortifiées, mais elles sont condamnées à le devenir dans un délai très-court.

Au 4e *degré*, il y a désorganisation, gangrène immédiate des tissus.

Les deux premiers degrés se traitent par les applications résolutives. On favorise la résorption des tumeurs sanguines récentes et de médiocre volume par l'écrasement. Si l'épanchement sanguin est considérable, on peut pratiquer une ou plusieurs ponctions évacuatrices, l'incision des parois du foyer; mais il faut employer ces moyens avec une grande prudence, et seulement lorsque l'absorption est bien évidemment impuissante à reprendre le liquide extravasé. — Dans le troisième degré, on recouvre la partie blessée avec des cataplasmes émollients, et l'on abandonne le travail d'élimination à la nature. — Les contusions au quatrième degré ne laissent une chance de salut au malade que si elles siégent aux membres : elles sont une indication à l'amputation immédiate. (Voy. *Amputations.*)

2° Plaies contuses.

Les plaies contuses (qui ne diffèrent de la contusion que par la division du tégument externe), sont généralement irrégulières, à lèvres amincies, sinueuses et échancrées. Les plaies d'armes à feu en constituent le type le plus remarquable.

Un projectile volumineux peut emporter tout

un membre, ou enlever une épaisseur de parties
molles considérable : la blessure présente une
surface noirâtre, inégale, et des bords déchique-
tés : des tronçons de nerfs, des franges de tissus
fibreux, des fragments d'os apparaissent mêlés aux

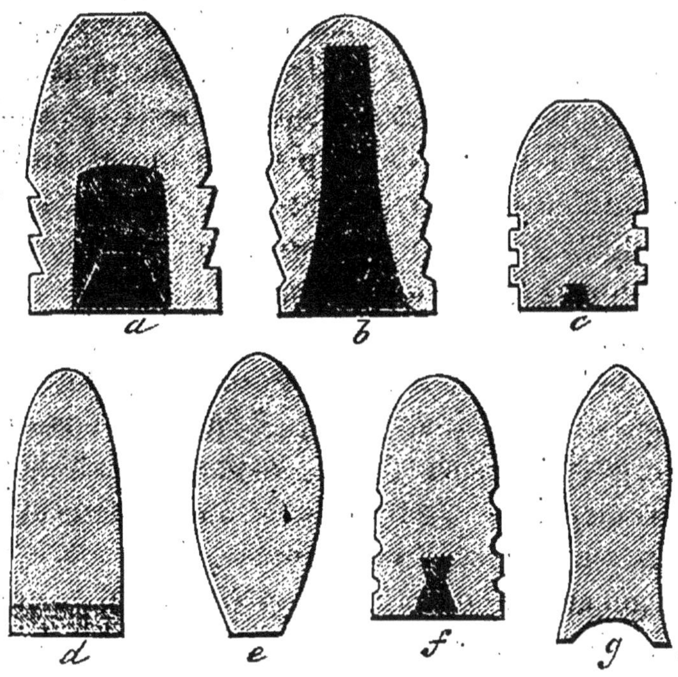

Fig. 9. — Types de balles en usage dans les armées européennes (*).

muscles écrasés ou déchirés, et aux caillots sanguins.

(*) *a.* Balle du fusil français, mod. 1867 (poids 36 gr.), et de la ca-
rabine, mod. 1859 (poids 48 gr.). — *b.* Balle du fusil Enfield-Snider,
anglais (poids 34 gr.). — *c.* Balle du fusil Wanzel, autrichien (poids
29 gr. 9). — *d.* Balle du fusil chassepot, 1866 (coulée, poids 25 gr.).
— *e.* Balle du fusil Dreyse, prussien (comprimée, poids 31 gr.). —
f. Balle du fusil Werder, bavarois (poids 22 gr. 5). — *g.* Balle Henry
(poids 31 gr.).

Un projectile de petit calibre, une balle (fig. 9), produit des blessures moins étendues, mais plus variées.

Une balle frappant très-obliquement une surface large et plane, n'y produit qu'une contusion, une éraflure ou un sillon de médiocre profondeur. Si elle rencontre des parties arrondies, sur lesquelles la peau glisse facilement, elle peut diviser l'enveloppe extérieure, cheminer sous la peau, et ressortir à une distance plus ou moins éloignée de son lieu de pénétration : elle déchire le tissu cellulaire, et crée un *séton,* que la gangrène transforme en sillon, quand la peau est trop amincie.

Si la balle pénètre dans les chairs sous un angle rapproché de l'angle droit, elle fait une ouverture, se creuse une sorte de cul-de-sac, et s'y loge ordinairement, ou elle traverse les tissus, déterminant deux ouvertures, l'une d'entrée, l'autre de sortie. En général, l'ouverture de sortie est plus grande et moins nette que l'ouverture d'entrée, et cette différence est peut-être plus sensible dans les blessures produites par la balle du chassepot que dans les plaies occasionnées par les autres projectiles (1).

(1) **MM.** Sonrier et Raoult Deslongchamps ont signalé une blessure particulière faite aux tireurs par le fusil chassepot : c'est une plaie contuse de l'éminence thénar, avec brûlure plus ou moins prononcée aux doigts médius et annulaire de la main droite, produite par l'explosion de la cartouche et

Les chirurgiens des diverses époques ont toujours eu tendance à soumettre les plaies par coups de feu à un traitement spécial : à la cautérisation par les liquides bouillants succéda le séton, au séton a succédé le débridement. Nous dirons tout à l'heure en quoi consiste cette opération ; pour le moment, rappelons que le pansement des plaies d'armes à feu, débridées ou non, est subordonné à leur état de simplicité ou de complication.

Quand la blessure est simple, on la recouvre d'un linge fenêtré, huilé ou cératé, et d'un gâteau de charpie sèche, ou de compresses imbibées de liquides résolutifs : si elle est très-étendue, on rapproche les bords, autant que possible, avec des bandelettes de diachylum, de manière à diminuer la surface traumatique.

Quand la blessure est *compliquée*, on obéit tout d'abord aux indications fournies par les *complications*. On pratique la ligature des artères divisées, s'il y a *hémorrhagie* (accident rare dans les plaies d'armes à feu, parce que les tuniques interne et moyenne, mâchées, rompues à des hauteurs très-inégales, se rétractent et se recroquevillent à l'intérieur du vaisseau). On extrait les *corps étrangers*. On combat la *stupeur locale* par les fomentations de vin chaud ou d'eau-de-vie ; la *stupeur générale*

par le recul de la culasse et du levier, aux derniers temps de la charge. (Cf. *Gaz. hebd.* du 5 mars 1869.)

_par les stimulants diffusibles, les boissons alcoo-
lisées.

L'amputation immédiate peut être nécessaire.
(Voy. *Amputations.*)

3° Débridement des plaies d'armes à feu.

Le débridement *immédiat* des plaies d'armes à
feu n'est pas *toujours* nécessaire ou utile, mais
il l'est *souvent.*

Il est inutile, quand la plaie est disposée en
gouttière, régulière, à court trajet.

Il est contre-indiqué, quand la plaie s'accompagne de stupeur locale et d'ébranlement nerveux
considérable.

Il est indiqué : 1° lorsqu'une balle ayant cheminé
sous la peau, celle-ci se trouve très-amincie : il est
plus avantageux de réunir les deux ouvertures que
d'abandonner ce soin à une gangrène inévitable ;
— 2° lorsqu'une balle a parcouru un trajet assez
étendu dans une région riche en aponévroses,
qu'elle ait produit une ou deux ouvertures : des
incisions préviennent l'étranglement et les accidents qui peuvent en résulter ; — 3° lorsqu'une
balle ou tout autre corps étranger est resté profondément enfoncé dans les chairs : le débridement aide à sa recherche et à son extraction.
(*Compendium de chirurgie pratique.*)

L'*opération,* en elle-même, est peu de chose.
Elle se pratique avec un bistouri boutonné, ou, à

son défaut, avec un bistouri ordinaire, conduit à plat, sur l'indicateur, jusqu'au fond de la blessure : la sonde cannelée ne doit être employée que pour un débridement de médiocre étendue, préparatoire, destiné à faciliter l'introduction du doigt. Le tranchant de l'instrument, retourné vers la paroi de la plaie, dans une direction opposée aux vaisseaux et aux nerfs, incise une épaisseur de parties molles convenable, sur toute la longueur du trajet de la blessure ; s'il rencontre une aponévrose forte et résistante, il la scarifie en divers sens. S'il existe deux ouvertures, il faut les débrider l'une et l'autre, de manière que.les doigts indicateurs, introduits dans chacune d'elles, puissent se toucher.

4° Extraction des projectiles de guerre.

Dans les plaies d'armes à feu à une ouverture, la présence du projectile au sein des tissus est la règle : dans certains cas seulement, la balle retombe au dehors, en vertu de son poids, ou s'échappe avec les débris de vêtements dont elle s'est coiffée, lorsqu'on déshabille le blessé.

Dans les plaies d'armes à feu à deux ouvertures, la présence du projectile au sein des tissus est l'exception ; mais le chirurgien n'oubliera. pas qu'en traversant un membre, la balle a pu se diviser sur une arête osseuse, et laisser dans la blessure une portion d'elle-même ; qu'elle a pu sortir entière, en abandonnant dans la plaie des fragments de vêtements ou d'équipement (drap, cuir, boutons, pièces de buffleterie, etc...), en détachant des esquilles plus ou moins nombreuses qui demeurent au milieu des chairs.

On ne saurait donc apporter trop d'attention à l'examen des blessures par armes de guerre.

On commence par donner au malade la position qu'il occupait au moment où il a été frappé. On procède à la recherche des corps étrangers avec le doigt indicateur introduit dans la plaie, ou, si celle-ci est trop profonde ou trop étroite, avec une sonde de femme ou un stylet boutonné. Souvent le projectile fait saillie sous la peau ou sous une faible épaisseur de parties molles à une distance assez éloignée du point de pénétration : aussi, convient-il d'explorer par la palpation les régions qui avoisinent la blessure : une pression légère peut éveiller une douleur bien localisée, qui indique à la fois la présence et le siége d'un projectile.

Un corps étranger est-il reconnu au milieu des parties molles ? S'il est proche d'un orifice, on le retire aisément avec les pinces à pansement. S'il est plus profondément engagé, on le saisit *comme on peut*, et on le ramène au dehors avec le tire-balles, lentement, sans tractions trop énergiques. — Si le projectile fait saillie sous la peau, dans un point éloigné de l'ouverture d'entrée, on l'extrait par une contre-ouverture, pratiquée sur un pli des téguments, de dehors en dedans ou de dèdans en dehors.

Le corps étranger est-il enclavé dans un os? La difficulté de l'extraction croît avec le degré de l'enclavement. Le tire-balles réussit parfois à saisir un projectile, lorsque celui-ci est médiocrement enfoncé dans un os; mais, en général, ce sont des instruments spéciaux qu'il convient d'employer, l'élévatoire, le tire-fond, la gouge et le maillet, le trépan.

En chirurgie d'urgence, on n'a guère sous la main que la spatule élévatoire des trousses, la gouge et le maillet, qu'on rencontre partout. Ces instruments suffisent : le trépan n'est applicable que dans certains cas, très-exceptionnels; et le tire-fond, qui ne peut mordre sur tous les projectiles, dont la manœuvre est moins facile qu'on ne l'imagine, est d'une utilité contestable.

Lorsqu'une balle est restée dans une articulation, « l'utilité de sa recherche et son extraction dépendent de l'étendue des désordres qu'elle a déterminés. Si ces désordres sont considérables et nécessitent une opération pendant laquelle le projectile pourra être trouvé et enlevé, il est inutile de faire souffrir le malade et de tourmenter l'articulation par des manœuvres préalables. Si au contraire l'état des parties permet d'espérer la conservation de l'article sans opération, il est indispensable d'enlever le corps étranger. Plus que partout ailleurs, l'extraction doit être faite

2.

ici le plus tôt possible, en raison du gonflement qui ne tarde pas à survenir et de la constriction consécutive exercée par les tissus aponévrotiques. » (Legouest.)

L'opération s'exécute avec le tire-balles et l'élévatoire, dirigés sur l'indicateur, après un débridement convenable, si la plaie est trop étroite ou mal disposée pour l'exploration.

Art. 6. — DU TRAITEMENT DES PLAIES COMPLIQUÉES D'INOCULATION, ET DE POURRITURE D'HOPITAL. — CAUTÉRISATION.

1° Plaies avec inoculation.

Dans les plaies avec inoculation de *poisons* (sucs cadavériques), de *venins* (venins des serpents, des scorpions, des abeilles, etc.), ou de *virus* (rage, morve), trois grandes indications sont à satisfaire:

1° Empêcher la pénétration du principe morbifique dans les voies circulatoires ;

2° Neutraliser ce principe, ou combattre ses effets, lorsqu'il est absorbé ;

3° Extraire les corps étrangers, agents d'introduction du poison, du venin ou du virus, lorsqu'ils sont demeurés dans la plaie.

Pour remplir la *première indication*, on agit : — *a.* A quelque distance de la blessure, par la *ligature* du membre entre la plaie et le cœur ; — *b.* sur la blessure elle-même, par la *succion*, les *ven-*

touses, les *lavages à grande eau*, et la *cautérisation*, après *débridement*. La ligature est très-infidèle ; elle n'est pas applicable à toutes les régions. Les autres moyens sont plus efficaces, mais à la condition d'être employés avec promptitude et dès les premiers instants qui suivent la blessure : le débridement doit les précéder. Les incisions donnent lieu à un écoulement de sang qui entraîne au dehors une partie du poison ; elles permettent à l'eau, aux caustiques, au fer rouge, d'arriver jusqu'au fond de la plaie et rendent leur action plus certaine. On cautérise les tissus avec l'ammoniaque, l'alcool (on brûle sur la plaie une boulette de charpie ou de coton imprégnée de ce liquide), la poudre à canon (enflammée sur la blessure), ou le fer rouge.

La *seconde indication* est plus difficile à satisfaire : l'ammoniaque et les alcooliques, administrés à l'intérieur, rendent souvent de bons services ; la saignée prévient ou diminue quelquefois les processus inflammatoires ; mais, le plus ordinairement, le médecin est réduit à une thérapeutique de symptômes qui ne saurait se formuler d'une manière générale.

La *troisième indication* peut surtout se rencontrer dans les blessures produites par les animaux venimeux.

Les *crochets des serpents* se brisent quelquefois dans les plaies : leur forme arrondie, le poli de leur surface, leur longueur médiocre qui limite leur pénétration aux couches superficielles du corps, en rendent l'extraction facile (1) : elle se fait avec les pinces ordinaires. — Il en est de même de l'extraction des *crochets des araignées, des scorpions*, *de la scolopendre*, qui d'ailleurs sont rarement abandonnés par l'animal au milieu des tissus : leur élasticité les protége contre les causes de rupture, et celle-ci n'a guère lieu que lorsqu'on arrache violemment l'insecte des parties piquées ou mordues par lui (2). Le *dard des abeilles* est formé de deux stylets déliés, reçus dans un étui de consistance cornée. Ces deux stylets sont adossés l'un à l'autre par leur face interne, qui est plane et parcourue dans toute sa longueur par un léger sillon ; en dehors et à leur sommet,

(1) Chaque individu a deux crochets montés, c'est-à-dire fixés dans les alvéoles du maxillaire supérieur et en communication avec la glande toxifère : ils représentent assez bien une corne allongée, conique, très-effilée vers la pointe, recourbée et convexe en avant : chez les ophidiens de grande taille, la pointe se redresse, et le crochet présente ainsi une double courbure, l'une à convexité antérieure, l'autre à convexité postérieure ; le canal étroit de ces crochets *en exercice* s'abouche supérieurement avec le conduit excréteur de la glande à venin, par une ouverture située à la partie antérieure de la base de la dent, et s'ouvre inférieurement par une fente en rigole, située à la partie antérieure de l'extrémité libre, un peu au-dessus de la pointe.

(2) Dans le Tamaulipas, il existe une espèce de scolopendre, qui se fixe, la nuit, à la plante des pieds des personnes endormies : on la force à se détacher d'elle-même, en promenant un fer chaud à une faible distance de l'animal.

ils sont garnis d'une dizaine de petites dents poin-
tues, dirigées d'avant en arrière. Cette disposition
rend l'extraction du dard pénible et laborieuse :
elle nécessite l'agrandissement préalable de la petite plaie avec la lancette ou avec le bistouri. Il
faut avoir soin de ne pas saisir l'aiguillon par son
extrémité renflée qui est toujours remplie de venin : on le prend au-dessous de cette partie, qu'on
évite de comprimer, de peur de faire couler une
nouvelle quantité de venin dans la plaie (1).

*Il importe de mettre bien à découvert toutes les
voies qui ont livré passage au principe toxique, et de
s'assurer s'il n'y a pas des blessures multiples : une
seule plaie, non aperçue et par suite non traitée, rend*

(1) A ces corps étrangers, nous croyons devoir ajouter les poils de certaines annélides, qui occasionnent des
blessures si douloureuses, et les piquants de quelques pois-
sons. Nadeaud a décrit l'appareil vénéneux du *Nuhu* des
Tahitiens (*Synancheia brachio*). Nous pensons que l'aiguillon
dorsal de plusieurs espèces de Pimélodes (mâchoirans) sert de
conduit excréteur à une glande toxifère : une espèce, que
nous avons observée au Mexique, à l'embouchure du Rio-
Grande, a cet aiguillon creusé d'un canal étroit, dont l'o-
rifice inférieur paraît s'aboucher avec une poche glanduli-
forme, que la base du piquant comprime en se redressant,
et dont l'orifice supérieur est situé à la partie postérieure de
l'extrémité libre, un peu au-dessous de la pointe. Ce piquant, comme celui des pectorales, est dentelé à la manière des flèches ou des harpons ; il a une force de pénétration remarquable (nous lui avons vu traverser les semelles
de soulier les plus épaisses), et son extraction exige un
débridement parfois assez étendu de la plaie.

inutiles tous les soins apportés au traitement des autres plaies. Les piqûres de serpent sont ordinairement doubles, et d'autant plus rapprochées que l'animal est moins gros : elles sont plus nombreuses, lorsque le reptile a pu mordre sa victime à diverses reprises. A la Martinique, dit Rufz, on se sert du citron pour faire ressortir les piqûres du trigonocéphale : on prétend que, frottées avec le suc de ce fruit, les plaies se mettent à saigner, ce qui les rend bien évidentes. Il est plus probable que la douleur si cuisante déterminée par l'action du citron sur la blessure fait reconnaître celle-ci : des frictions avec le vinaigre rendraient le même service. Les piqûres d'abeilles sont parfois innombrables : les mains et le visage peuvent en être criblés. Les morsures d'animaux enragés sont presque toujours multiples.

2º Plaies compliquées de pourriture d'hôpital.

La pourriture d'hôpital, l'un des accidents les plus redoutables des plaies, doit être reconnue à son début et traitée avec énergie. Elle se présente sous deux formes principales :

a. Ulcéreuse. — La plaie est très-douloureuse, rouge, tuméfiée : elle offre bientôt une série de petites excavations à bords relevés et violacés, à surface recouverte d'un ichor brunâtre et tenace, qui s'agrandissent peu à peu en largeur et en profondeur, et finissent par se confondre en une seule ulcération ;

b. Pulpeuse. — Les bourgeons charnus revêtent une teinte grise ou violacée, disparaissent sous une couche de pus visqueux, sous une sorte d'exsudation membraniforme, mollasse et jaunâtre, qui s'accroît chaque jour aux dépens des tissus normaux.

En chirurgie d'urgence, un seul mode de traitement est applicable : c'est la cautérisation au fer rouge, après qu'on a enlevé la couche ichoreuse ou visqueuse qui recouvre la plaie, soit avec la spatule, soit avec un jet d'eau pure.

3° Cautérisation.

Nous n'entendons parler ici que de la *cautérisation inhérente*, qui consiste à appliquer un cautère métallique chauffé à blanc sur des tissus dégénérés, sur des plaies de mauvais caractère, compliquées de pourriture d'hôpital ou d'inoculation, sur des surfaces saignantes, pour arrêter une hémorrhagie. « La forme du cautère et les précautions à prendre pour garantir les tissus voisins varient selon les cas et les régions. Quant à la force avec laquelle il faut appuyer, le chirurgien doit se rappeler que les effets du cautère s'étendent toujours au delà du point où il s'est arrêté, et que s'il a brûlé les tissus dans une épaisseur de 6 millimètres, l'eschare en aura 4 de plus. Pour garantir les parties voisines, on a proposé de les recouvrir de linges mouillés ; mais l'eau qui s'en écoule refroidit le cautère ; il est préférable d'appliquer un emplâtre ou un morceau de carton, percé au centre d'une ouverture suffisante. Si l'on cautérise au fond d'une cavité naturelle, la muqueuse sera protégée par une canule de bois ou de métal. » (Malgaigne.)

ART. 7. — DU TRAITEMENT DE LA GANGRÈNE.

La gangrène reconnaît pour causes : 1° la ligature d'une artère importante; 2° la compression permanente des vaisseaux qui alimentent une région (bandage trop serré, appareil à fracture mal appliqué, décubitus dorsal prolongé : eschares au niveau du sacrum et du grand trochanter, dans les fièvres graves) ; 3° la contusion violente des parties molles ; 4° l'inflammation (étranglement des tissus enflammés par les aponévroses); 5° l'action désorganisatrice du feu ou des caustiques ; 6° l'action de substances virulentes, mises en contact avec la peau (charbon, pustule maligne); 7° l'action du seigle ergoté, qui détermine une contraction exagérée des capillaires et ferme leurs voies à la circulation; 8° l'altération des artères ou des veines, oblitérées à la suite d'une inflammation de leurs tuniques, ou rendues impropres à la circulation par une dégénérescence de leurs parois (gangrène spontanée, sénile).

Le chirurgien peut écarter un grand nombre de

ces causes et prévenir ainsi la gangrène. Il n'aura
pas à redouter cet accident s'il applique avec
soin un bandage compressif ou un appareil à
fracture; s'il visite fréquemment les régions sacrée
et trochantérienne chez les malades alités; s'il
débride, dès le début de leur inflammation, les
parties riches en aponévroses. Après une ligature
d'artère, il entretiendra la chaleur du membre,
en l'entourant de sachets de sable ou de son préalablement chauffés. A l'apparition de vésicules ou
de pustules suspectes, chez les personnes que leur
profession expose aux tumeurs charbonneuses, il
n'hésitera pas à employer le fer rouge ou un liquide caustique, pour détruire le mal encore dans
son germe.

La gangrène confirmée, le chirurgien doit chercher : 1° à arrêter ses progrès, en éloignant de
la région toutes les influences qui peuvent contri-
buer à l'extension de la maladie; — 2° à favoriser
la chute des eschares, par des topiques émollients,
s'il y a une réaction intense; par des topiques stimulants, si l'inflammation éliminatrice marche
avec lenteur; — 3° à hâter la cicatrisation de la
plaie qui succède à l'élimination des parties mortifiées, par les moyens en usage dans le traitement
des plaies suppurantes.

L'amputation est indiquée, si la séparation des
eschares laisse à découvert une vaste plaie, dont
la suppuration épuise les forces du malade, ou
met à nu une grande articulation, des vaisseaux

et des nerfs importants ; si la gangrène menace d'envahir le tronc, après s'être étendue sur tout un membre ; si la gangrène comprend toute l'épaisseur d'un membre, *mais reste bien limitée.*

***

Art. 8. — Du traitement de la brulure et de la gelure.

1° Brûlure.

L'on a admis 6 degrés dans la brûlure :

1er *degré :* inflammation superficielle de la peau sans phlyctènes ;

2e *degré :* inflammation superficielle de la peau avec phlyctènes ;

3e *degré :* mortification du corps muqueux ;

4e *degré :* mortification de la peau et du tissu cellulaire ;

5e *degré :* mortification d'une épaisseur plus ou moins considérable de parties molles au-delà de la peau ;

6e *degré :* mortification complète du membre.

Les brûlures du 1er degré se traitent par l'eau froide : la partie est immergée dans le liquide, soumise à des irrigations fréquentes, ou recouverte de compresses que l'on entretient dans un état d'humidité constante.

Les brûlures du 2e et du 3e degré se traitent également par l'eau froide. On peut aussi recourir au coton cardé directement appliqué sur la brûlure, ou disposé par couches au-dessus d'un linge fenêtré et huilé. Il faut piquer les phlyctènes avec la pointe d'une lancette ou avec une aiguille, donner issue à la sérosité qu'elles renferment, mais éviter d'enlever l'épiderme qui les forme. Si la brûlure est étendue, le sujet jeune et vigoureux, la réaction générale intense, il est prudent d'ouvrir la veine, à moins qu'on ne prescrive une application de sangsues au voisinage ou sur la surface de la partie malade. — Les brûlures produites par la déflagration de la poudre appartiennent le plus habituellement à ces degrés : elles présentent une indication particulière, à laquelle il faut satisfaire immédiatement, si la région brûlée reste exposée aux regards (mains, visage, cou, épaules et partie supérieure de la poitrine chez les femmes) : on doit enlever avec une aiguille les grains de poudre incrustés sous la peau, ou favoriser leur sortie par des onctions huileuses.

Les brûlures du 4ᵉ degré réclament des topiques réfrigérants ou des topiques émollients. — Celles du 5ᵉ degré sont parfois une indication à l'amputation : les brûlures du 6ᵉ degré exigent toujours cette opération.

2° Gelure.

La congélation atteint les parties du corps les moins volumineuses, les plus saillantes et les plus éloignées des centres de la circulation (nez, doigts, orteils); elle varie en étendue et en profondeur selon l'intensité et la durée du refroidissement.

Au 1er *degré*, la partie devient dure, racornie, blanche, froide et insensible : il faut éviter d'y ramener trop brusquement la chaleur : les frictions douces avec la neige ou l'eau glacée sont d'un usage vulgaire chez les peuples du Nord, et l'expérience des chirurgiens a sanctionné cette pratique.

Au 2e *degré*, il s'établit de l'inflammation et il se forme des phlyctènes : on se comporte alors comme dans les brûlures du 2° degré.

A un *degré plus avancé*, il y a menace de gangrène, ou déjà mortification de l'organe : dans le premier cas, on a recours aux applications stimulantes (eau-de-vie); dans le second, aux topiques émollients. (Voir *Traitement de la gangrène*.)

CHAPITRE II

Du traitement des luxations et des fractures.

Luxations. — Les *signes* des luxations sont les suivants : douleur vive; sensation de déchirure, de choc ou de craquement, perçue au moment de l'accident ; mouvements limités ou empêchés ; articulation modifiée dans sa forme et dans ses dimensions ; membre modifié dans ses dimensions, dans sa direction et dans son attitude. — Le *traitement* consiste à réduire, c'est-à-dire à replacer dans leurs rapports normaux les surfaces articulaires, et à maintenir la réduction par l'immobilisation du membre, à l'aide de bandages appropriés.

Fractures. — Les *signes* des fractures sont les suivants : douleur vive au niveau de la rupture osseuse, sensation de craquement et crépitation ; mouvements fonctionnels du membre abolis ; mobilité anormale sur le trajet du membre ; membre modifié dans sa forme, dans ses dimensions, dans sa direction et dans son attitude. — Le *traitement* consiste à réduire la fracture et à maintenir la réduction à l'aide de bandages ou d'appareils le plus souvent improvisés (1).

1° Mâchoire inférieure.

Les *luxations* se font toujours en avant : le déplacement porte sur un seul condyle ou sur les

(1) Dans le traitement des fractures des membres, nous n'aurons d'abord en vue que les indications générales de réduction et de contention, fournies par l'état de simplicité de la lésion ; à la fin du chapitre, nous indiquerons les soins que réclament les fractures compliquées et particulièrement les fractures par armes à feu.

deux condyles à la fois. — *Signes :* dépression au-devant du conduit auditif, aplatissement des tempes et des joues ; mâchoires plus ou moins écartées, mastication et déglutition impossibles, articulation des sons difficile et confuse. — *Traitement :* 1° *réduire,* en abaissant la mâchoire et en repoussant fortement ses branches en arrière, au moyen des pouces introduits aussi profondément que possible dans la cavité buccale et appliqués sur les molaires (procédé ancien) ; ou en tirant le menton en haut, après fixation d'un coin de bois entre les dernières molaires (procédé d'A. Paré) ; 2° *maintenir la réduction* à l'aide d'un bandage en fronde, qui rapproche les mâchoires ; compresses résolutives sur les tempes.

Les *fractures* les plus communes sont celles du corps : elles peuvent s'accompagner de diminution ou d'abolition de la sensibilité de la lèvre inférieure (compression ou lésion du nerf dentaire) ; — *réduction* facile, par action directe des doigts sur les fragments ; compresses résolutives, bandage en fronde.

2° Clavicule.

Luxations de l'extrémité interne, sterno-claviculaires.

En avant et en bas. — *Signes :* douleur locale, tête claviculaire saillante en avant du sternum et surmontée d'un vide qui correspond à la cavité sternale ; épaule raccourcie dans son diamètre transversal et plus ou moins portée en arrière; mouvements du bras difficiles et pénibles; parfois inclinaison de la tête du côté luxé. — *Traitement :* 1° *réduire*, en portant l'épaule en arrière, ou en dehors, ou en arrière et en dehors, et en pressant avec le pouce sur la saillie claviculaire déplacée; 2° *maintenir la réduction*, en exerçant une compression sur l'articulation (pelote et bandage oblique, bandage herniaire, etc.).

En arrière. — *Signes :* douleur locale, tête claviculaire effacée, remplacée par un creux; épaule raccourcie dans son diamètre transversal et plus ou moins portée en avant; mouvements du bras difficiles et pénibles, inclinaison de la tête du côté luxé, et, parfois, dyspnée ou gêne de la déglutition. — *Traitement :* 1° *réduire*, en portant l'épaule en dehors et en arrière, et 2° *maintenir la réduction*, en retenant l'épaule en arrière (coussin inter-scapulaire et bandage en 8).

En haut. — *Signes :* douleur locale, tête claviculaire saillante en haut; épaule abaissée, portée en avant et rapprochée du sternum; mouvements du bras difficiles et pénibles. — *Traitement :* porter l'épaule en dehors, en haut et en arrière; « la contention est très-difficile; elle exigerait l'emploi d'un bandage qui exerçât une pression directe de haut en bas, sur la tête de la clavicule. » (Fano.)

Luxations de l'extrémité externe, acromio-claviculaires.

Sus-acromiale. — *Signes :* douleur et ecchymose

locales ; extrémité externe de la clavicule très-saillante à la partie supérieure du moignon de l'épaule, et séparée de l'acromion par un enfoncement ; épaule raccourcie dans son diamètre transversal et rapprochée du sternum ; bras allongé et pendant près du tronc ; mouvements volontaires abolis, mouvements communiqués très-douloureux. — *Traitement :* 1° pour *réduire*, porter l'épaule en haut, en dehors et en arrière, et abaisser la clavicule par pression directe ; 2° *contention* très-difficile, exigeant une pression persistante sur l'extrémité luxée (compresses, pelotes, maintenues au moyen d'un bandage ; fronde de Malgaigne, embrassant à la fois le coude rapproché de la poitrine et l'épaule du côté malade).

Sous-acromiale. — *Signes :* épaule aplatie, offrant à son sommet une saillie formée par l'acromion, et, en dedans, un enfoncement produit par la clavicule déplacée ; épaule rapprochée du sternum ; bras pendant le long du tronc ; mouvements volontaires abolis, mouvements communiqués faciles et non douloureux. — *Traitement :* 1° pour *réduire*, tirer l'épaule en dehors et en arrière ; 2° pour *maintenir la réduction*, porter l'omoplate la base en dehors et la pointe en dedans, par la fixation du coude contre la partie antérieure de la poitrine, à l'aide d'un simple bandage de corps.

Sous-coracoïdienne. — *Signes :* douleur vive, ecchymose ; apophyse coracoïde et acromion saillants sous la peau, extrémité externe de la clavicule bien sentie dans l'aisselle ; épaule portée en avant et en bas ; bras pendant le long du tronc ; mouvements faciles, excepté ceux d'élévation et d'adduction. — *Traitement :* 1° *réduire :* pratiquer la contre-extension sur le thorax, l'extension sur le bras, en repoussant l'épaule en arrière et en dehors ; la clavicule doit être dégagée de dessous l'apophyse coracoïde par pression directe ; 2° *contention :* coussin placé dans l'aisselle, bandage de Desault pour les fractures de la clavicule, ou, à défaut de bandes, écharpe de Mayor, fixant le bras contre la poitrine, le coude dirigé en avant et en dedans.

Fractures :

Lorsqu'elles se produisent au tiers externe de l'os, elles sont en général sans déplacement ; lorsqu'elles occupent les deux tiers internes de la clavicule, elles présentent un *déplacement* subordonné à leur direction ; le plus ordinairement, dans ce cas, le fragment externe se porte en bas. — *Traitement :* s'il n'y a pas de déplacement, compresse résolutive, écharpe soutenant le bras ; s'il y a déplacement : 1° *réduire :* ramener le coude en dedans, en haut et en avant, et, par lui, l'épaule en dehors, en haut et en arrière, manœuvre que l'on exécute très-aisément par le procédé de l'amplexation (le chirurgien, placé du côté opposé à la fracture, la poitrine appuyée contre l'épaule saine, embrasse le tronc du blessé, croise les mains sous le coude, et agit ainsi sur le membre avec une grande efficacité) ; — 2° *contention :* compresses résolutives au niveau de la fracture ; coussin dans l'aisselle ; bras maintenu contre le tronc, le coude

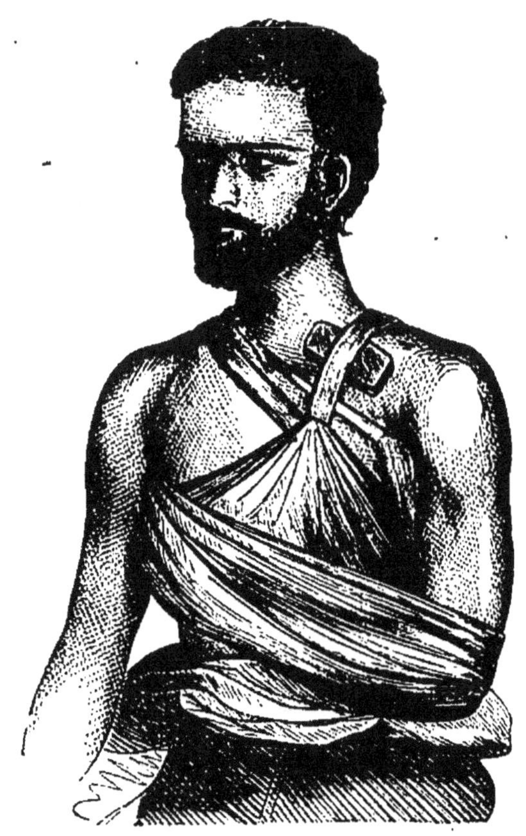

Fig. 10. — Bandage de Mayor.

en avant et en dedans, à l'aide du *bandage de Desault* (composé d'un bandage circulaire fixant le bras contre la poitrine, et d'un bandage en 8 dont le point d'entre-croisement correspond à la fracture ; l'anneau inférieur, vertical, embrasse le bras et le coude du côté malade ; l'anneau supérieur, oblique, embrasse le thorax et l'aisselle du côté sain) ; ou du *bandage de Mayor* (linge carré plié en triangle (fig. 10) : la base du triangle, tournée en haut, s'applique, par son milieu, sur le quart niférieur du bras et joue le rôle d'un bandage circulaire, ses deux extrémités venant se joindre du côté opposé de la poitrine ; le sommet est ramené entre le coude et la poitrine, de manière à coiffer la partie inférieure du bras et tout l'avant-bras et la main ; on dédouble alors ses pointes, que l'on prolonge) s'il est nécessaire, au moyen de bouts de bande, et que l'on porte, l'une sur l'épaule saine, l'autre sur l'épaule malade, pour venir les fixer en arrière, au plein de l'écharpe).

3° Épaule.

Luxations scapulo-humérales :

L'examen des rapports entre la tête de l'humérus et les saillies acromiale et coracoïdienne du scapulum est en quelque sorte la base du diagnostic de ces luxations. On ne les confondra ni avec la contusion de l'épaule, dans laquelle les mouvements communiqués sont normaux ; ni avec les fractures de l'extrémité supérieure de l'humérus, dans lesquelles les mouvements communiqués sont exagérés : dans les luxations, ces mouvements sont simplement limités.

En avant ou *sous-coracoïdienne*. — *Signes :* épaule très-aplatie, surtout en arrière ; saillie acromiale très-prononcée, et, au-dessous d'elle, vide causé par le déplacement de la tête humérale ; saillie de

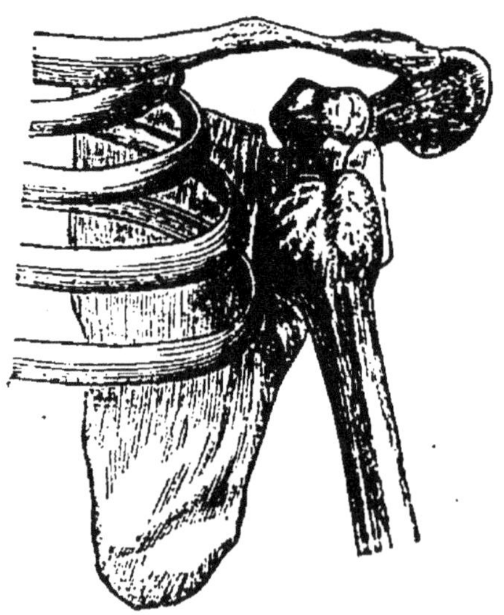

Fig. 11. — Luxation sous-coracoïdienne.

la tête humérale dans l'aisselle, presque sous la peau ; bras constamment allongé, dans la rotation en dehors ; coude écarté du tronc, avant-bras fléchi sur le bras ; mouvements volontaires difficiles et mouvements communiqués douloureux. (fig. 11). — *Traitement :* 1° *réduire :* procédés nombreux : *a.* — *rotation en dedans :* porter l'avant-bras derrière le dos, relever le coude et lui faire décrire un mouvement de rotation en dedans, l'omoplate étant fixée ; *b.* — *rotation en dehors :* le bras étant

relevé horizontalement en avant et un peu en
dehors, l'avant-bras fléchi, exercer sur le membre
une traction modérée, lui imprimer un fort mouvement de rotation en dehors, puis de rotation en
dedans, et enfin d'abaissement; *c. — élévation du
bras ; d. — extension :* oblique, horizontale ou verticale (malade soulevé par le membre luxé); *e. —
coaptation,* comprenant tous les procédés dits à
bascule (de l'échelle, de la porte, de l'épaule, du genou, du talon) ; *f. — extension et coaptation :* contre-extension, pratiquée au moyen d'une serviette
que l'on passe sous l'aisselle du côté luxé, en avant
et en arrière de la poitrine, et dont les extrémités
sont confiées à des aides ou fixées solidement ;
extension oblique ou horizontale, lente et régulière, sur le bras saisi à pleines mains ou entouré
d'un lacs ; coaptation faite par le chirurgien, qui
repousse la tête humérale en haut, en dehors et
en arrière; 2° *maintenir la réduction* au moyen
d'un bandage qui fixe le bras contre le tronc,
l'avant-bras étant fléchi et ramené au-devant de
la poitrine, comme dans les fractures de la clavicule ; compresses résolutives sur le moignon de
l'épaule.

En arrière ou *sous-acromiale.* — *Signes :* épaule
projetée en dehors ; saillie de l'apophyse coracoïde
et de l'acromion surmontant une dépression très-
sensible, due au déplacement de la tête humérale ; celle-ci sentie en dehors et en arrière sous
l'angle postérieur de l'acromion ; bras dans la rota-

tion en dedans, de longueur normale ou augmentée ; mouvements douloureux (fig. 12). — *Traitement* : pression directe exercée avec les pouces sur

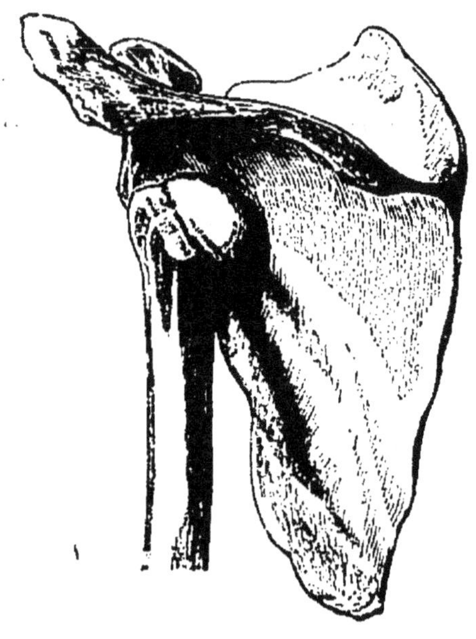

Fig. 12. — Luxation sous-acromiale.

la tête humérale, une contre-extension étant faite sur le devant de l'épaule (Malgaigne) ; ou mouvement de bascule imprimé au membre, le coude étant élevé et porté en arrière.

En dedans ou *intra-coracoïdienne*. — *Signes* : épaule très-aplatie ; saillie acromiale très-prononcée et surmontant une dépression ; tête humérale sentie très-haut dans l'aisselle, en dedans de l'apophyse coracoïde, presque sous la clavicule, d'où l'existence d'un relief à la place du creux sous-claviculaire; bras allongé ou raccourci, appliqué contre le tronc; mouvements impossibles (fig. 13). — *Traitement :* extension oblique en bas, puis hori-

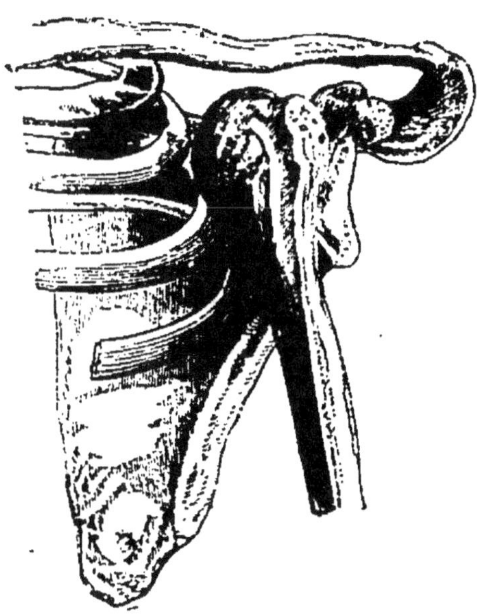

Fig. 13. — Luxation intra-coracoïdienne.

zontale, combinée avec un mouvement de pression ou de bascule sur l'avant-bras ou le genou.

En bas ou *sous-glénoïdienne.*— *Signes :* ceux de la luxation sous-coracoïdienne, avec cette différence toutefois qu'ici le creux sous-claviculaire est conservé et la tête humérale située au-dessous de la dépression du moignon. — *Traitement :* celui de la luxation sous-coracoïdienne.

4° Bras.

Fractures :

De la tête humérale ou *intra-capsulaires :* douleur, crépitation, déformation nulle ou peu prononcée, abolition des mouvements volontaires.

Du col chirurgical ou *extra-capsulaires :* douleur, crépitation, ecchymose, déformation particulière, lorsque le fragment supérieur se porte en dehors et en avant, sous l'action des muscles sus-épineux, sous-épineux et petit rond, et le fragment inférieur, en dedans, sous l'action des muscles grand pectoral, grand dorsal et grand rond ; ou déformation à peine marquée (il y aurait, le plus ordinairement, absence de déplacement, d'après Malgaigne) ; abolition des mouvements volontaires. — *Traitement :* s'il y a lieu de réduire, faire exercer la contre-extension sur l'aisselle du côté malade et pratiquer l'extension sur l'avant-bras ou le bras porté en haut et en dehors, repousser les fragments en sens inverse du déplacement à l'aide des doigts. Compresses résolutives sur le moignon de l'épaule ; écharpe pour soutenir le membre, et bandage de corps pour le fixer contre la poitrine (Malgaigne) ; bandage de Mayor (Nélaton).

Du corps. — *Signes :* douleur, crépitation, déformation (subordonnée aux déplacements des fragments et à la direction de la fracture), mobilité anormale, abolition des mouvements fonctionnels. — *Traitement :* réduction par contre-extension,

pratiquée sur l'épaule, et extension faite sur l'a-
vant-bras fléchi ; linges imbibés d'un liquide réso-

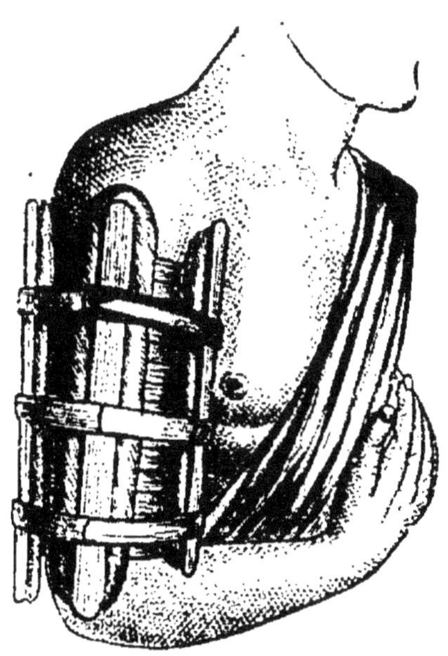

Fig. 14. — Appareil pour les fractures du bras.

lutif autour du membre, au niveau de la fracture ;
attelles formées avec des fragments d'écorce, des
faisceaux de menus branchages ou de paille, du
carton, ou avec des planchettes (celles-ci doublées
de coussins), appliquées l'une en avant, une autre
en arrière, la troisième en dehors, le long du bras,
et maintenues par quelques tours de bande
(fig. 14). Il est bon que l'attelle externe dépasse l'é-
paule : l'immobilisation de cette articulation est
une des conditions les plus importantes du succès, quand la fracture remonte un peu haut.

Sus-condylienne. — Elle s'accompagne généralement d'une tuméfaction assez considérable et donne lieu à une déformation de la partie inférieure du bras : le coude est agrandi dans son diamètre antéro-postérieur, par la saillie en avant du fragment supérieur, par la saillie en arrière du fragment inférieur et de l'olécrâne. On réduit en agissant par tractions inverses sur le bras et l'avant-bras demi-fléchi, et en repoussant, avec les doigts, les fragments dans la direction contraire à leur déplacement. On enveloppe le coude de compresses résolutives, et on immobilise le membre, l'avant-bras fléchi sur le bras, au moyen d'une gouttière de carton, d'écorce ou de paille et d'un bandage roulé.

5° Coude.

Luxations. — *Signes :* dans les luxations *en arrière et en dehors*, l'avant-bras est demi-fléchi et en pronation ; dans les luxations *en arrière et en dedans*, l'avant-bras est en supination ; dans les luxations *en avant incomplètes*, le membre est allongé de toute la hauteur de l'olécrâne, dont le sommet s'applique sur la partie inférieure de la trochlée humérale ; dans les luxations *en avant complètes*, le membre est au contraire raccourci : dans l'un et dans l'autre cas, l'avant-bras est en supination forcée. A ces signes, tirés de l'attitude et déjà si caractéristiques, il faut joindre ceux fournis par la prédominance de tel ou tel diamètre : le diamètre antéro-postérieur est agrandi dans les luxations en avant ou en arrière ; le diamètre transversal est le plus considérable dans les luxations latérales. Enfin, comme dans l'immense majorité des cas il est facile, malgré le gonflement, de sentir les principales saillies humérales et radio-cubitales, il convient de ne jamais omettre l'examen minutieux des rapports de ces diverses saillies entre elles, qui seul peut servir à différencier d'une manière absolue les luxations des fractures du coude. — *Traitement :* 1° *réduire*, en faisant exercer des tractions inverses sur le bras et sur l'avant-bras, et en repoussant, avec les doigts, dans une direction convenable, indiquée par le déplacement, les saillies luxées : les procédés dits à *bascule* rendent parfois de bons services, dans les luxations en arrière, par exemple, où l'un des meilleurs modes de réduction consiste à presser fortement sur l'olécrâne, avec le talon de la main droite (s'il s'agit d'une luxation du côté droit), tandis que l'avant-bras est fléchi sur le bras gauche du chirurgien ou le genou d'un aide, placé au pli du coude ; 2° *maintenir la réduction* à l'aide d'un simple bandage en 8, après application de compresses résolutives ; écharpe.

6° Avant-bras.

Fractures :

Des deux os de l'avant-bras. — Dans ces fractures,

les os ont une grande tendance à se rapprocher
et à effacer l'espace interosseux. Aussi l'indication générale est-elle de placer la main dans une
demi-pronation et l'avant-bras dans une demi-
flexion, en même temps qu'on refoule les parties
molles entre le cubitus et le radius, à l'aide de
compresses graduées, de linges roulés en cylindres
ou de bouchons : deux attelles, l'une supérieure,
l'autre inférieure ; un bandage spiral ou quelques
bandelettes de diachylum disposées de distance en
distance, constituent l'appareil ordinaire de ces
fractures.

Du cubitus. — Elles intéressent l'olécrâne ou le
corps de l'os. Celles de l'olécrâne, reconnaissables
à la dépression anormale que laissent entre eux
les fragments, et à l'abolition subite des mouvements de flexion et d'extension de l'avant-bras,
sont faciles à réduire, mais très-difficiles à maintenir réduites : placer l'avant-bras dans l'extension
incomplète ; presser sur le sommet de l'olécrâne,
au moyen d'une bandelette de diachylum, dont le
plein est appliqué sur le fragment supérieur et
dont les extrémités sont entre-croisées sur la face
antérieure de l'avant-bras, ou au moyen de compresses graduées, d'un bandage spiral de la main
et de l'avant-bras, terminé en 8 à l'entour du
coude. Les fractures du corps du cubitus, ordinairement sans déplacement, se traitent comme
les fractures des deux os de l'avant-bras.

Du radius. — Les fractures du corps s'accompa-

gnent plus souvent de déplacement que les fractures analogues du cubitus ; elles exigent les
mêmes soins. — Les fractures de l'extrémité infé-

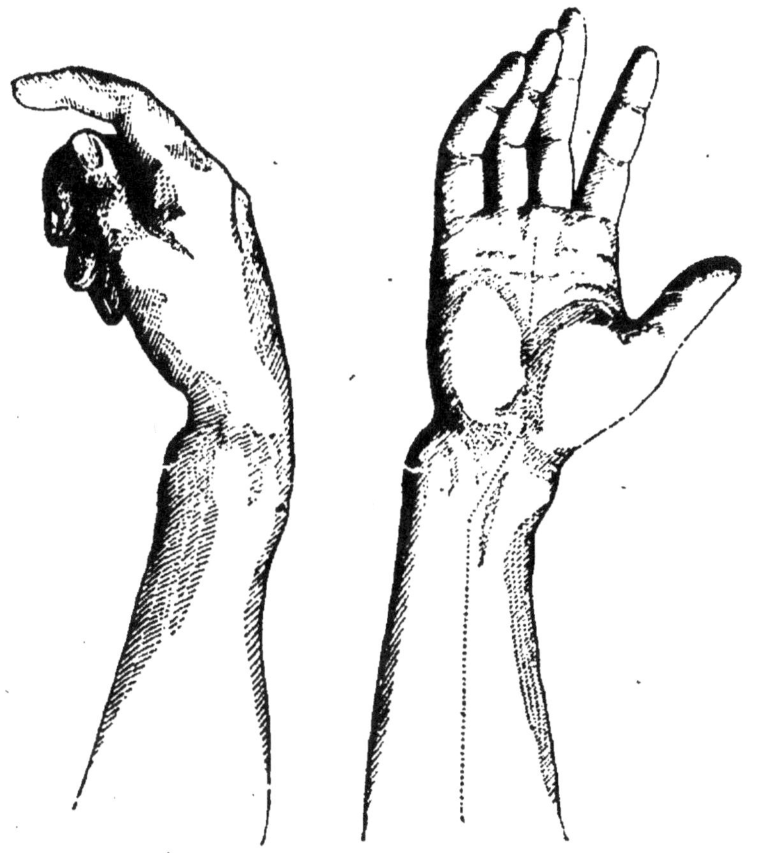

Fig. 15 et 16. — Fracture de l'extrémité inférieure du radius.

rieure siégent le plus habituellement à l'endroit où
le tissu compacte de la diaphyse disparaît pour faire
place au tissu spongieux (Fano). — *Signes :* douleur, crépitation, mobilité anormale à deux ou trois

centimètres au-dessus de l'interligne articulaire radio-carpien ; s'il y a déplacement des fragments, déformation caractéristique , *dos de fourchette* (fig. 15), l'axe de la main ne continue plus l'axe de l'avant-bras (fig. 16) ; mouvements de la main et des doigts limités ou empêchés. — *Traitement :* 1° *réduire*, en faisant exercer des tractions inverses sur l'avant bras et le poignet ; en repoussant les fragments avec les doigts, dans une direction convenable ; 2° *maintenir la réduction*, en appliquant une compresse graduée sur le fragment inférieur, une compresse graduée sur le fragment supérieur, deux attelles et quelques

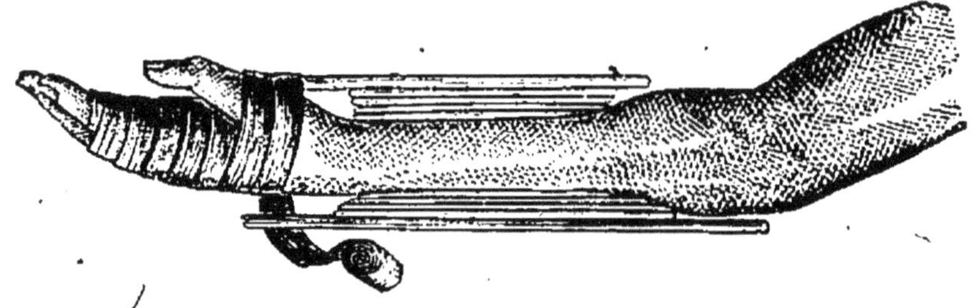

Fig. 17. —. Appareil pour les fractures de l'avant-bras.

tours de bande, l'avant-bras et la main restant en pronation ou en demi-pronation (fig. 17).

7° Poignet.

Luxations radio-carpiennes, rares, souvent confondues avec la fracture de l'extrémité inférieure du radius, à cause de la déformation en *dos de fourchette* dont elles s'accompagnent. Dans les luxations comme dans la fracture, l'axe de la

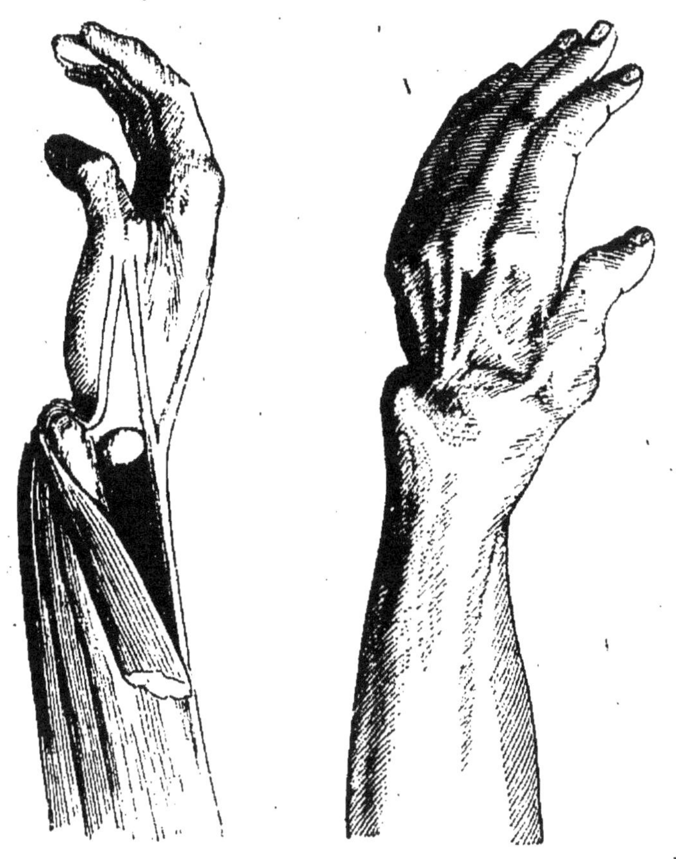

Fig. 18. — Luxation radio-carpienne en arrière.

Fig. 19. — Luxation radio-carpienne en avant.

main cesse de continuer l'axe de l'avant-bras; mais, dans les premières, il se déjette en avant ou en arrière, tandis que, dans la seconde, il se porte sur le côté, donnant lieu à une dépression latérale très-caractéristique.

En avant. — *Signes :* diamètre antéro-postérieur du poignet augmenté ; axe longitudinal de la main diminué ; en avant, saillie lisse, convexe, formée par les os de la première rangée du carpe ; en arrière, saillie acuminée sur les côtés, formée par les extrémités radiale et cubitale, et, au-dessous d'elle, dépression en gouttière transversale (fig. 19). — *Traitement :* contre-extension sur l'avant-bras, extension sur la main, pression directe sur la saillie carpienne ; compresses résolutives et bandage spinal remontant jusqu'à la partie moyenne de l'avant-bras ; attelles de carton, ou appareil des fractures du radius à son extrémité inférieure.

En arrière. — *Signes :* la saillie carpienne est en arrière, la radio-cubitale en avant, ainsi que la dépression en gouttière transversale (fig. 18). — *Traitement :* le même que dans les luxations en avant.

8° Main.

Parmi les *luxations* des doigts, il en est une remarquable par ses caractères et la difficulté de sa réduction, celle du pouce, *en arrière*. La première phalange est renversée en arrière sur le métacarpien, de manière à former avec cet os un angle obtus ; la seconde fléchie sur la première, de telle sorte que le pouce offre la forme d'un Z : pour réduire, on exerce des tractions inverses sur le pouce, entouré d'un lacs, et sur la main ; on cherche à replacer dans leurs supports normaux les surfaces déplacées, par impulsion directe ; mais on échoue souvent.

Les *fractures* des phalanges exigent des soins fort simples : deux petites attelles, l'une supérieure, l'autre inférieure, maintenues par une bandelette de diachylon ; s'il y a plaie contuse des parties molles, pansement résolutif, eau froide.

9° Hanche.

Luxations coxo-fémorales :

En avant et en haut ou *ilio-pubienne :* Tête du fémur en rapport avec l'éminence ilio-pectinée. — *Signes* (fig. 20 et 21): fesse aplatie, pli fessier ffacé et souvent déplacé en haut ou en bas ; saillie dugrand trochanter moins nette, ramenée en avant, jusque sur la verticale abaissée de l'épine iliaque antéro-supérieure ; saillie de la tête fémorale au pli de l'aine ; membre raccourci, allongé ou de longueur normale, dans l'extension ou la flexion légère, l'abduction et la rotation en dehors ; mouvements volontaires impossibles ; mouvements communiqués d'abduction et de rotation en dehors faciles, les autres difficiles et pénibles ; rétention d'urine observée. — *Traitement :* 1° pour *réduire*, coucher le malade sur le dos, faire la contre-extension dans l'axe du tronc,

l'extension d'abord obliquement en dehors : imprimer au membre des mouvements combinés de

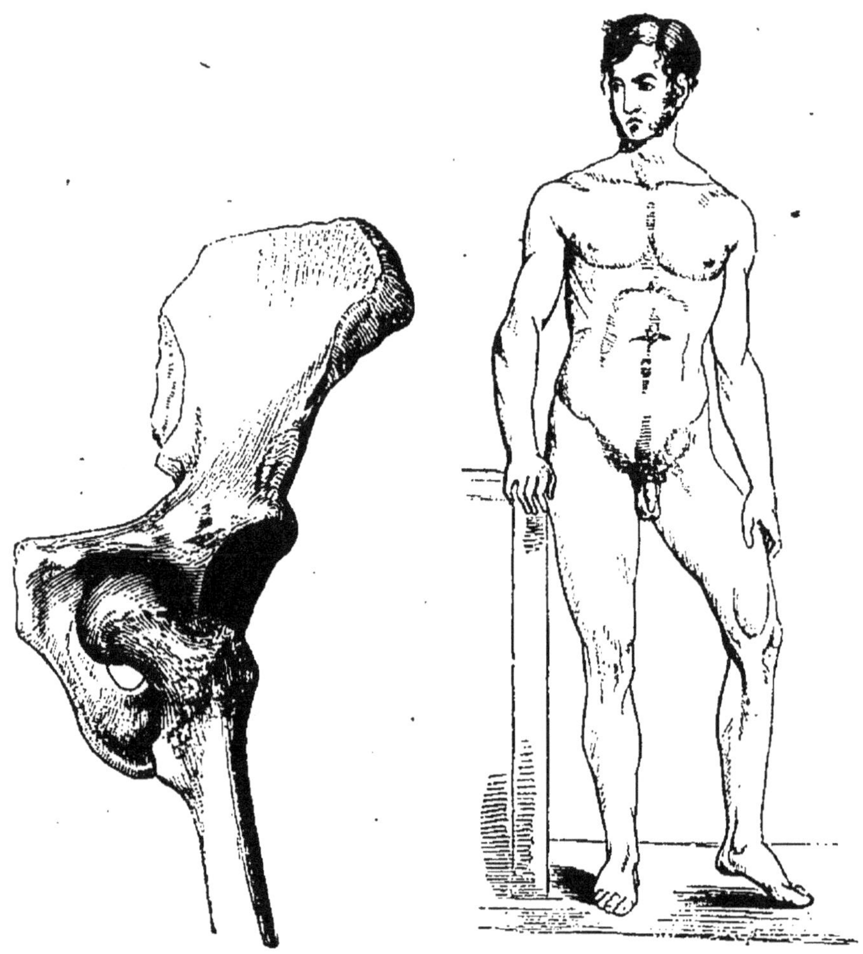

Fig. 20 et 21. — Luxation ischio-pubienne.

flexion et d'abduction, puis enfin la rotation en
dedans, lorsque la tête paraît céder à la pression
qu'on exerce sur elle ; 2° pour *maintenir la réduction*, ordonner au malade le repos au lit ; com-

presses résolutives au niveau de l'articulation, bandage de corps bien serré autour des hanches.

En avant et en bas ou *ischio-pubienne :* Tête du fémur répondant au trou ovale. — *Signes :* fesse aplatie, pli fessier abaissé; saillie du grand trochanter effacée; saillie de la tête fémorale à la partie supéro-interne de la cuisse ; membre allongé, en flexion-abduction-rotation en dehors; mouvements volontaires abolis, mouvements communiqués d'abduction et de rotation externe possibles, sans grande douleur; les autres difficiles, très-limités et très-pénibles ; rétention d'urine observée. — *Traitement :* réduire par l'extension combinée à la pression (Malgaigne) ou par le procédé de Malapert : l'avant-bras gauche du chirurgien, placé à la partie supérieure et interne de la cuisse, repousse en haut et en dehors le fémur, qui éprouve un mouvement de bascule, tandis que la main droite abaisse le genou et le porte dedans.

En arrière et en haut ou *iliaque :* Tête fémorale à la partie inférieure de la fosse iliaque externe, répondant à l'échancrure sciatique. — *Signes* (fig. 22 et 23) : hanche élargie transversalement, pli fessier élevé, pli de l'aine effacé, grand trochanter rapproché de la crête iliaque, saillie de la tête fémorale en arrière ; — membre raccourci, dans la rotation en dedans, avec adduction et flexion légère (dans les luxations complètes, le gros orteil du côté luxé croise le tarse du côté sain; dans les luxations incomplètes, il croise les articulations métatarso-phalangiennes); —mouvements volontaires abolis, mouvements communiqués en partie possibles. — *Traitement :* les procédés de réduction

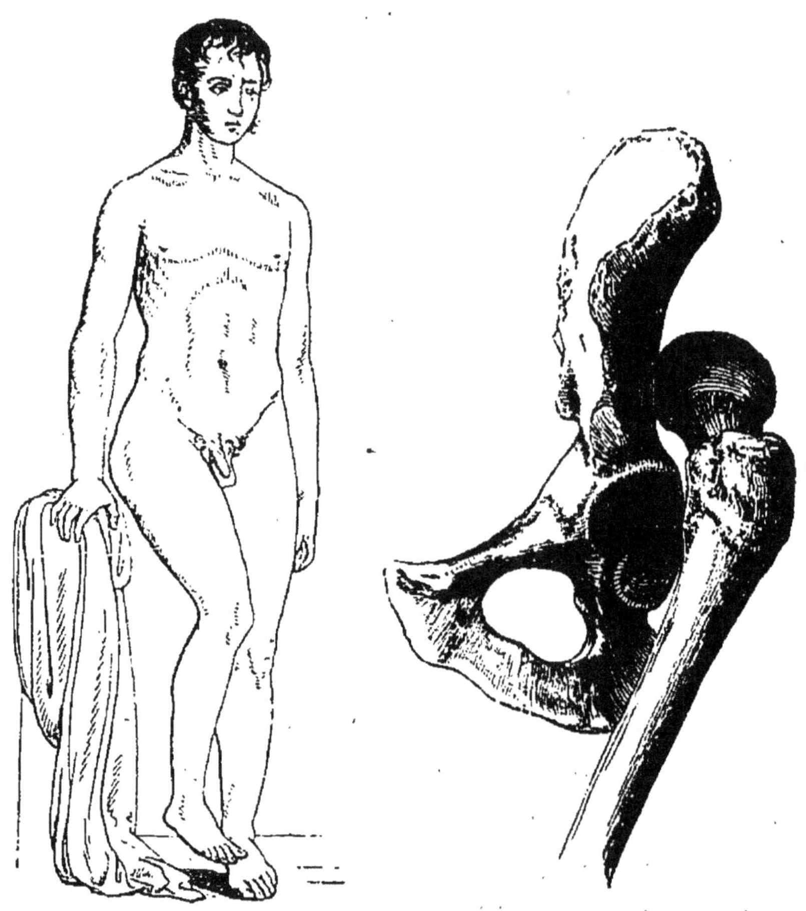

Fig. 22 et 23. — Luxation iliaque.

sont nombreux : extension simple, extension combinée avec l'abduction et la rotation en dedans, flexion combinée avec la rotation en dehors, impulsion ou pression ; procédés de la suspension, de l'échelle, du treuil, etc... *Procédé d'A. Cooper :* le malade est couché sur le dos ; le lacs contre-extenseur, passé dans l'aine du côté malade, remonte en dehors de l'épaule du même côté ; le lacs extenseur est fixé au-dessus du genou et tire sur la cuisse, *de telle sorte qu'elle croise la cuisse saine en avant de son tiers inférieur ;* on complète la réduction par un léger mouvement de rotation en dehors, on l'aide même, s'il est nécessaire, en soulevant la tête fémorale au moyen d'un bras passé sous la cuisse luxée.

En arrière et en bas ou *ischiatique.* Cette luxation n'est, pour ainsi dire, que l'exagération du déplacement caractéristique de l'espèce précédente : la tête fémorale, au lieu de s'arrêter au niveau de l'échancrure sciatique, va répondre à l'épine.

10° Cuisse.

Fractures du col. — Signes communs aux fractures intra-capsulaires et extra-capsulaires : douleur, gonflement et ecchymose, crépitation au niveau de l'articulation coxo-fémorale ; membre impuissant ; grand trochanter rapproché de la crête iliaque, membre raccourci (le raccourcissement existe toujours dans les fractures ; il manque souvent ou même est remplacé par un allongement dans les luxations) ; membre dans la rotation en dehors, (fig. 24) mais sans abduction ni flexion, ainsi qu'on l'observe dans les luxations ischio-pubiennes). — *Signes différentiels entre les fractures intra-capsulaires et les fractures extra-capsulaires*. Les fractures *intra-*

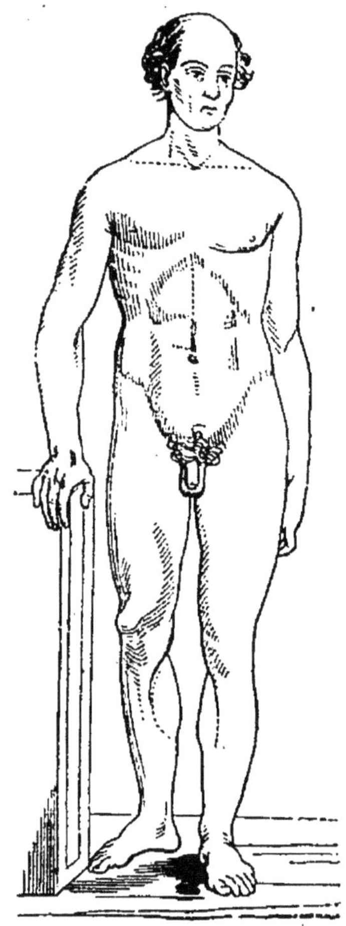

Fig. 24. — Fracture du col du fémur.

capsulaires se produisent chez les personnes âgées, surtout chez les femmes, à la suite d'une chute sur les pieds ou sur les genoux trop portés en dehors;

elles s'accompagnent d'un gonflement et d'une douleur médiocres, d'une crépitation peu sensible ; le raccourcissement est parfois nul, dans les premiers moments qui suivent la fracture, il ne dépasse jamais 3 centimètres, et le grand trochanter, rapproché de la crête iliaque, est toujours intact. Les fractures *extra-capsulaires* s'observent à tout âge, elles sont aussi fréquentes dans les deux sexes et résultent de violences directes : elles s'accompagnent d'un gonflement considérable, avec ecchymose plus ou moins étendue, d'une douleur vive et d'une crépitation généralement assez nette : le raccourcissement du membre varie entre 1 et 6 centimètres ; le grand trochanter est moins rapproché de la crête iliaque, mais écrasé à son sommet (Malgaigne). — *Traitement.* Pour *réduire*, on fixe le bassin, on pratique l'extension sur la jambe et le pied, qu'on ramène dans leur direction normale par un mouvement de rotation interne. La *contention* est moins facile. A l'armée, sur les champs de bataille, on ne peut guère faire autre chose qu'attacher le membre malade au membre sain, avec le mouchoir ou la cravate du blessé. Dans la pratique ordinaire, on peut improviser un double plan incliné avec un traversin, des oreillers, de la paille : on passe sous l'aine du côté malade une alèze qu'on fixe à la tête du lit ; on entoure la partie inférieure de la jambe d'une seconde alèze, qu'on fixe au pied du lit, de manière à produire une extension permanente. Peut-être vaudrait-il mieux étendre tout simplement le membre sur

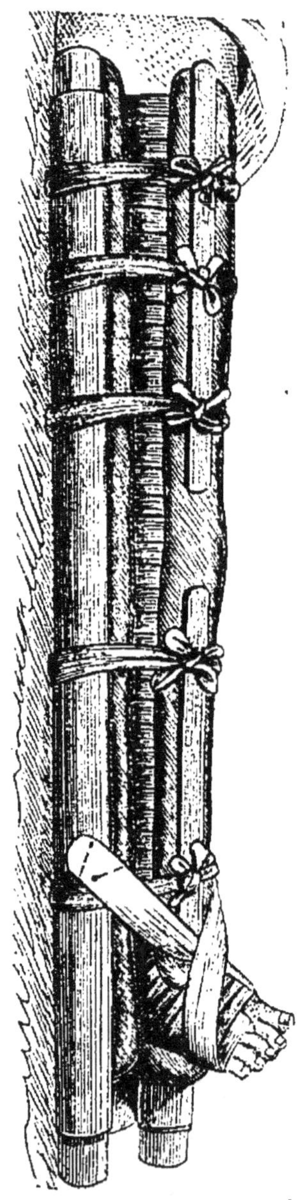

Fig. 25. — Appareil pour les fractures de la cuisse.

un plan horizontal un peu dur, jusqu'à confection

d'un appareil qui remplirait les indications de la boîte de Baudens.

Fractures du corps. — *Signes :* douleur, gonfle-ment, crépitation ; impuissance du membre ; mobilité anormale et déformation caractéristique au niveau de la fracture : la cuisse plie, quand on la soulève, et paraît comme tordue ; elle est plus ou moins raccourcie, selon le degré de chevauche-ment des fragments. — *Traitement :* 1° pour *réduire*, fixer le bassin, pratiquer l'extension sur la jambe et le pied, ramener les fragments en contact par pression directe ; — 2° pour *maintenir la réduction*, si l'on a sous la main du linge et des planchettes de longueur suffisante, on peut appliquer un appareil imité de celui de Scultet (fig. 25). On découpe rapidement dans un drap des bandelettes larges de 5 centimètres, assez longues pour faire une fois et demie le tour du membre, et assez nombreuses pour recouvrir, en s'imbriquant, le pied, la jambe et la cuisse, jusque vers sa racine. Au niveau de la fracture, on place quelques com-presses imbibées d'eau ou de tout autre liquide résolutif ; on dispose les bandelettes sur un drap fanon, qu'on fait glisser sous le membre, et on procède au recouvrement. On applique ensuite : 1° les coussins, formés avec de la paille ou des draps pliés en long, et au nombre de trois, deux latéraux et un supérieur ; — 2° les attelles au nombre de quatre : l'externe, enroulée dans la portion externe du drap fanon, doit s'étendre de la crête iliaque jusqu'au de là du pied ; l'interne, enroulée dans la portion interne du drap fanon, est un peu plus courte ; les deux autres, destinées à la cuisse et à la jambe, sont proportionnées à la longueur de ces parties : elles sont placées sur leur face antérieure ; — 3° les liens, qui retiennent les diverses pièces de l'appareil ; — 4° une compresse longuette, pour prévenir les déviations du pied : le plein de cette compresse embrasse la plante et ses deux chefs, après s'être entre-croisés sur le cou-de-pied, viennent se fixer au drap fanon.

Un autre appareil plus susceptible d'improvisation est le *double plan incliné* (fig. 26).

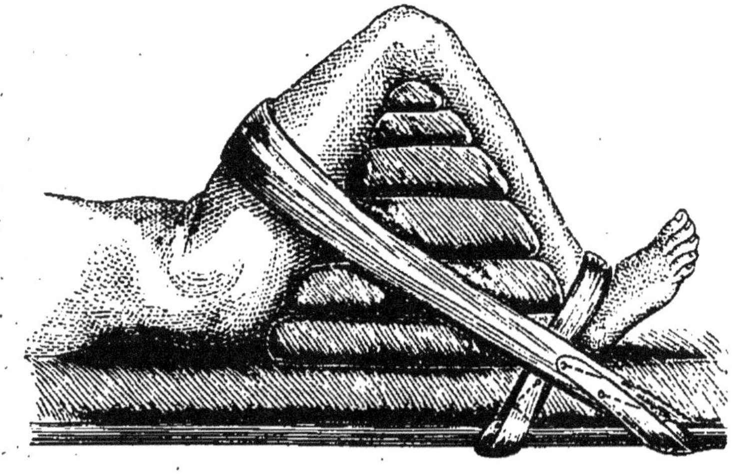

Fig. 26. — Plan incliné pour les fractures du col du fémur.

Malheureusement, dans les circonstances où il importe le plus d'immobiliser les fragments, le chirurgien manque des éléments nécessaires à un pansement convenable. Lorsqu'un blessé tombe,

à la guerre, lorsqu'il doit subir un transport à dos
de mulet, sur une litière, on se borne à soutenir le
membre fracturé avec des bâtons de tente-abri, des
branches d'arbre, les débris de planches qu'on a
sous la main : la paille, le foin, des joncs ou des
roseaux, des morceaux de vêtements ou de cou-
vertures tiennent lieu de fanons : on relie avec
une corde ou un mouchoir ces diverses pièces, et,
pour mieux assurer la contention, on attache le
membre malade au membre sain avec une de ces
courroies dont tout soldat est pourvu.

11° Genou.

Luxations du tibia, fémoro-tibiales :

En avant. — *Signes :* l'articulation du genou
offre une augmentation notable de son diamètre
antéro-postérieur; en avant, la tubérosité du tibia
forme une saillie surmontée par la rotule, dont la
face antérieure est devenue presque supérieure, et
dont le bord supérieur, devenu postérieur, est
séparé de la cuisse par un sillon demi-circulaire;
en arrière, les condyles fémoraux forment une
autre saillie, qui fait disparaître le creux du jarret ; jambe raccourcie, dans l'extension forcée ou
la flexion légère ; mouvements limités ou abolis.
—*Traitement :* 1° pour *réduire*, extension, contre-
extension et pression en sens inverse du déplacement, ou extension suivie de flexion de la jambe;

2° pour *assurer la réduction*, immobiliser la jointure sur un coussin.

En arrière. — *Signes :* l'articulation du genou offre, comme dans l'espèce précédente, une augmentation notable de son diamètre antéro-postérieur, mais les saillies tibiale et fémorale sont, en quelque sorte, renversées : en arrière, c'est l'extrémité supérieure du tibia qui fait disparaître le creux poplité ; en avant, c'est la masse condylienne du fémur qui tend à déplacer la rotule. — *Traitement*. On peut réduire en faisant basculer la jambe sur l'avant-bras gauche, passé sous le jarret (Guillon).

Latérales : reconnaissables à l'augmentation du diamètre transversal de l'articulation : dans les luxations en dehors, la saillie condylienne du tibia est externe ; dans les luxations en dedans, cette saillie est interne. La réduction s'effectue de la manière ordinaire, extension, contre-extension, coaptation.

Luxations de la rotule. On en admet jusqu'à huit variétés. Les plus communes sont la luxation *en dehors* (complète ou incomplète) et la luxation *en dedans* (complète ou incomplète) : pour les réduire, on étend la jambe sur la cuisse, on fléchit celle-ci sur le bassin, et on presse avec les pouces sur la rotule déplacée (Valentin).

Fractures de la rotule. Elles sont presque toujours transversales. — *Signes :* douleur, sensation de craquement, gonflement du genou ; saillie rotulienne

aplatie, allongée, divisée en deux par une gouttière qu'élargit la flexion et que rétrécit l'extension de la jambe; impuissance du membre. —
Traitement : on place sous le jarret une planchette un peu plus large que l'articulation, assez
longue pour s'étendre de la partie moyenne de la
cuisse à la partie moyenne de la jambe, et garnie
d'un coussin : deux lacs pressent en sens inverse
sur les fragments, les maintiennent rapprochés, et
viennent se fixer soit à des têtes de clous, soit à des
pitons, enfoncés sur les côtés de la planchette.
A la rigueur, il suffirait d'appliquer un bandage
spiral depuis le pied jusqu'au-dessus du genou :
ce bandage envelopperait à la fois l'articulation et
une planchette plus étroite et plus courte que la
première, mais garnie, comme elle, d'un coussin
ou d'une épaisseur de linge suffisante pour proté-
ger les parties molles.

12° Jambe.

Fracture des deux os. Signes : douleur, gonflement, crépitation, impuissance du membre et
mobilité anormale; soubresauts de la jambe, re-
venant à plusieurs reprises dans la nuit (Malgaigne).
— *Traitement :* deux attelles latérales, larges et
fortes, enroulées dans les bords d'un drap fanon,
garnies de coussins, et maintenues par trois lacs,
constituent l'appareil ordinaire des fractures de la
jambe : on y joint un étrier, pour soutenir le pied

et en empêcher la déviation, et quelquefois une
attelle antérieure, pour mieux assurer l'immobilité des fragments. On peut improviser des attelles
avec tout objet résistant de longueur et de largeur

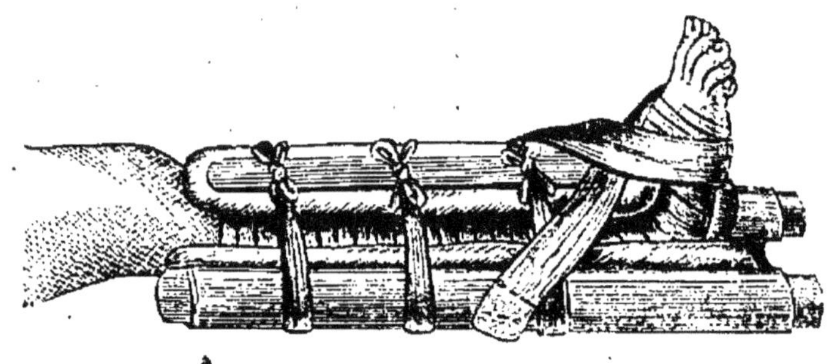

Fig. 27. — Appareil pour les fractures de la jambe.

convenables ; des faisceaux de paille tiennent lieu
tout à la fois d'attelles et de coussins : si le blessé
doit être transporté à une distance assez considérable, il est bon de placer sous la fracture une
pièce de soutien qui se rattache au reste de l'appareil : une gouttière de paille remplit très-bien cet
office.

Fractures du tibia. Même traitement.

Fractures du péroné. Les fractures indirectes
(les plus communes), se produisent à l'extrémité
inférieure de l'os, dans les déviations du pied
(renversement de la plante ou rotation exagérée de la pointe en dedans ou en dehors). *Signes :* douleur, ecchymose, crépitation et mobilité
anormale, au niveau de la fracture : la plante et

la pointe du pied tendent à se porter en dehors.
— *Traitement* : quand le pied est dévié en dehors,
on le ramène dans sa direction normale, et,
pour l'y maintenir, on applique l'attelle interne

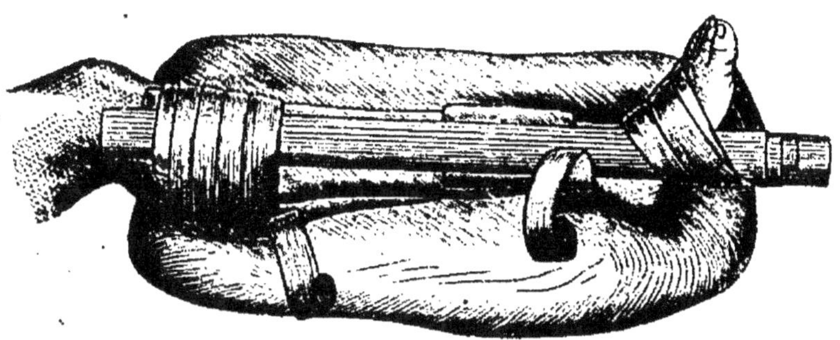

Fig. 28. — Appareil de Dupuytren pour les fractures du péroné.

de Dupuytren (*fig.* 28). C'est une attelle plus longue que la jambe, débordant le côté interne du
pied d'environ 10 centimètres, doublée d'un coussin qu'on replie sur lui-même au niveau de la fracture, fixée par quelques tours de bande au-dessous
du genou et au pied : un étrier, embrassant à la
fois l'extrémité inférieure de l'attelle et le pied,
exerce une traction plus efficace, sur cette partie,
que le simple bandage en spirale oblique.

13° Cou-de-pied.

Luxations tibio-astragaliennes. — Elles s'accompagnent souvent de la fracture de l'une ou de l'autre malléole.

Signes. — *L. en avant :* le bord postérieur de la poulie astragalienne est en rapport avec le bord

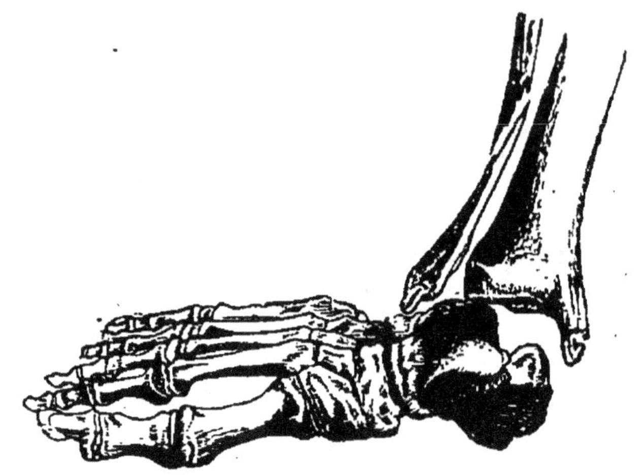

Fig. 29. — Luxation de l'astragale en dedaus avec fracture du péroné
et du sommet de la malléole tibiale.

antérieur de la mortaise tibio-péronière : allongement du dos du pied, effacement du talon, abaissement des malléoles : la face supérieure de l'astragale est sentie en avant de l'extrémité inférieure du tibia.

L. en arrière : le bord antérieur de la poulie astragalienne est en rapport avec le bord postérieur de la mortaise tibio-péronière : raccourcissement du dos du pied, allongement proportionnel du talon : l'extrémité inférieure du tibia fait saillie en avant, l'astragale en arrière, sous le tendon d'Achille plus ou moins recourbé.

L.. en dehors : la face supérieure de l'astragale

est tournée en dehors, la plante du pied en dedans ; le bord externe du pied devient inférieur, l'interne supérieur.

L. en dedans : la face supérieure de l'astragale est tournée en dedans, la plante du pied en dehors ; le bord externe du pied devient supérieur, l'interne inférieur.

L. en haut : la tête de l'astragale est enclavée entre le tibia et le péroné, disjoints : ligne inter-malléolaire allongée, rapprochée de la plante du pied, celui-ci non dévié.

L. par rotation en dehors : la face interne de l'astragale est en avant, la malléole externe en arrière, la pointe du pied en dehors.

Traitement : la réduction exige en général la flexion préalable de la jambe : contre-extension, extension, pression et bascule. La contention est parfois très-difficile, s'il y a fracture malléolaire ou sus-malléolaire : compresses résolutives autour de l'articulation, appareil des fractures de la jambe, attelle de Dupuytren.

14° Pied.

Les luxations et les fractures isolées de l'un des os du tarse ou du métatarse sont rares ; celles des orteils sont aussi peu communes. — Elles ne donnent lieu à aucune considération vraiment digne d'intérêt, ou susceptible de rentrer dans les limites de cet ouvrage.

Art. 2. — FRACTURES COMPLIQUÉES.

Des *complications* primitives peuvent accompagner les fractures et exiger des soins particuliers. Ce sont :

1° La *contraction spasmodique des muscles*, due à l'irritation des chairs et des nerfs par les fragments osseux : on la combat par la position du membre et par la saignée ;

2° Les *plaies des parties molles, communiquant avec le foyer de la fracture :* 1° si la plaie n'est pas d'une étendue trop considérable, si elle est l'unique complication de la lésion osseuse, on réduit la fracture et on réunit les parties molles; — 2° si la plaie est vaste, compliquée de corps étrangers, comme dans un grand nombre de fractures par coups de feu, les indications sont tout autres, ainsi que nous le verrons bientôt; — 3° si la plaie a été produite par l'un des fragments chassé au travers des parties molles par la violence du choc ou le poids du corps, et si la réduction de ce fragment ne peut être opérée, on resèque la portion d'os qui fait saillie au dehors, on rectifie la direction du membre, on l'immobilise et l'on maintient rapprochés les bords de la plaie extérieure, au moyen de bandelettes ;

3° Les *corps étrangers :* ce sont ou les agents qui ont causé la fracture, comme les projectiles de guerre, ou les esquilles détachées de l'os par ces mêmes agents : *l'extraction doit en être faite le plus tôt possible*, après un débridement préalable des parties molles, s'il est nécessaire. L'opinion des chirurgiens est moins arrêtée en ce qui touche les esquilles adhérentes : nous croyons qu'elles doivent aussi être enlevées le plus tôt possible, à un petit nombre d'exceptions près. « Il est de la dernière évidence que si de violents efforts ou des délabrements étendus étaient nécessaires à leur extraction et devaient amener des accidents plus graves que leur présence même, leur élimination serait remise aux soins de la nature ou leur enlèvement retardé jusqu'à leur plus grande mobilisation. Dans les cas où il est possible de les enlever immédiatement, il faut avoir soin de le faire sans violence, avec la réserve que la prudence commande, en prenant garde de dépouiller les os qui restent de leur périoste et de préparer des nécroses : l'arrachement, la déchirure, les torsions ne doivent jamais être employés ; c'est avec le bistouri ou les ciseaux que l'on doit couper les tissus qui retiennent les os en place. » (Legouest, *Chir. d'armée*.)

Quand la fracture est *comminutive*, c'est-à-dire, quand l'os, au lieu de sa rupture, est divisé en un grand nombre de fragments, ou d'esquilles, il y a souvent complication d'une plaie des parties molles étendue, et parfois complication d'une lésion des gros troncs nerveux et vasculaires : l'amputation peut alors être très-nettement indiquée.

Si le médecin la diffère, dans l'espoir de sauver le membre ou parce que les circonstances s'opposent à son exécution, il doit donner au membre une position convenable, le placer dans une gouttière ou dans un appareil à attelles, et le soumettres aux irrigations d'eau froide ou aux applications topiques résolutives.

La plupart des considérations que nous venons d'exposer se rapportent aux fractures par coups de feu ; nous ne saurions mieux les compléter qu'en empruntant à un maître déjà cité les conseils suivants.

« Les fractures par armes à feu étant des fractures compliquées au premier chef, il convient, après les soins préliminaires donnés et la réduction obtenue, de placer les membres dans des appareils qui les maintiennent et permettent en même temps le pansement de la plaie. Les appareils les plus simples sont les meilleurs, pourvu qu'ils assurent d'une manière suffisante l'immobilité des parties. On trouve dans les caissons d'ambulances tout ce qui est nécessaire à la construction d'appareils fabriqués de toutes pièces par le chirurgien, on y trouve de plus des gouttières en fil de fer étamé...

« Pendant les premiers jours qui suivent une fracture par armes à feu, le gonflement des parties survient ; puis apparaît la suppuration, et pendant longtemps des esquilles échappées aux premières recherches de l'exploration peuvent sortir par la plaie. Il est donc nécessaire de ne faire que contenir le membre, sans l'emprisonner dans un appareil couvert, tant que le gonflement ne sera pas dissipé et la suppuration tarie. Les gouttières en fil de fer rendent d'excellents services pendant la première période, et leur emploi convenablement dirigé peut même être continué jusqu'à la période voisine de la guérison... Elles réunissent toutes les conditions désirables d'immobilité, de contention mesurée, de facilité de surveillance et de pansement du membre ; elles permettent le transport commode des blessés et la suspension du membre, soit au lit du malade, soit dans les voitures, bateaux, etc.. ; elles sont enfin d'une application rapide, considération importante qui doit les mettre en faveur dans la chirurgie d'armée...

« Les appareils ordinaires à attelles et à coussins de balle d'avoine, permettant le libre examen du membre et le pansement de la plaie, sont utilement employés à toutes les époques du traitement ; ils conviennent mieux néanmoins, lorsque les premiers accidents sont apaisés. Ils sont faciles à construire de toutes pièces, leurs éléments se rencontrant partout ; ils s'appliquent rapidement et se changent de même ; mais ils ne réunissent pas, comme les gouttières, les avantages de l'hyponarthécie à ceux de la contention ; ils se dérangent facilement, surtout dans les transports, et se prêtent peu à la suspension du membre. La suspension des membres, au surplus, n'est point aussi avantageuse qu'on pourrait le croire : presque toujours inutile au lit du malade, bonne dans les transports par eau, elle ne vaut pas, dans les voitures ordinaires et même dans les chemins de fer, le maintien du membre sur les coussins, sur du foin ou de la paille, qui atténuent beaucoup mieux qu'elle les cahots et les secousses...

« Les membres doivent toujours être à nu dans les appareils : l'application des bandages roulés, du bandage à dix-huit chefs, des bandelettes séparées, exige beaucoup de temps, et nécessite des mouvements du membre toujours préjudiciables. D'une part, l'utilité de ces bandages est contestable ; de l'autre, ils sont souillés rapidement par des liquides échappés de la plaie, ils déterminent par leur contact des rougeurs phlogosées de la peau, répandent une odeur infecte et réclament de fréquents changements... La plaie sera pansée simplement ou recouverte d'un morceau de diachylum destiné à la préserver du contact de l'air : on prendra les plus grandes précautions pour qu'elle soit toujours libre, pour qu'aucune pièce de l'appareil ne vienne l'obturer et empêcher l'écoulement des liquides. » (Legouest, *Chir. d'armée*.)

CHAPITRE III

Des amputations et des résections.

ART. 1. — DES AMPUTATIONS.

Les amputations *immédiates* sont indiquées par les lésions traumatiques suivantes : 1° le broiement complet d'un membre ; 2° l'ablation complète d'un membre emporté par un gros projectile ou arraché par une machine ; 3° la section presque complète d'un membre, lorsque la plaie est irrégulière, déchiquetée, accompagnée de fractures et d'éclats des os ; 4° les fractures comminutives avec lésion des gros troncs nerveux et vasculaires ; 5° les plaies pénétrantes des grosses articulations, avec dilacération considérable des enveloppes articulaires, pertes de substance, fracture des extrémités osseuses ; 6° les brûlures étendues du cinquième et du sixième degré ; 7° les hémorrhagies contre lesquelles la ligature demeure impuissante. « Toutes ces lésions réclament l'amputation dans le plus bref délai ; elles compromettent inévitablement la vie du malade, si l'on n'a pas recours à l'opération. Des complications immédiates commandent cependant de la différer ; ce sont : la stupeur profonde générale, les lésions graves concomitantes de l'une des grandes cavités splanchniques. Les amputations pratiquées, en effet, avant que le blessé soit remis de l'atteinte portée au système nerveux, avant que les principales fonctions se soient régularisées, sont presque toujours suivies d'une mort rapide. Une lésion grave de l'une des trois grandes cavités splanchniques, qui doit nécessairement avoir une terminaison funeste, rend l'amputation inutile. » (Legouest, *Chir. d'armée.*)

Il est de règle d'*amputer le plus loin possible du tronc;* « l'amputation faite au-dessous d'une articulation est moins grave que l'amputation pratiquée dans cette articulation, et la désarticulation est moins grave que l'amputation dans la contiguité pratiquée au-dessus d'elle » (Legouest).

Dans les cas d'urgence, le siége, l'étendue, la nature de la lésion décideront le chirurgien à choisir soit l'amputation dans la contiguïté, soit la désarticulation; mais le précepte d'amputer le plus loin possible du tronc devra toujours être présent à l'esprit de l'opérateur : alors même qu'il s'agit d'une surface articulaire étendue à recouvrir, et que les téguments ne sont pas suffisants pour remplir ce but d'une manière parfaite, on peut compter sur une cicatrice solide et convenablement protectrice (Lisfranc).

Si l'on opte pour l'amputation dans la contiguïté, il faut se rappeler que les points de repère sont fournis : 1° par les saillies articulaires (quand ces saillies sont, pour ainsi dire, confondues en une seule masse à chaque extrémité osseuse, *la saillie la plus considérable appartient à l'os qui doit être laissé, et c'est au-dessous d'elle qu'il convient d'inciser pour pénétrer dans l'article,* Vidal); 2° par les plis cutanés, qui correspondent aux interlignes articulaires ; 3° par les saillies osseuses plus ou moins éloignées, point de départ de mesures fictives, souvent utiles.

Toutes les amputations se rapportent à deux grandes méthodes (Malgaigne) : 1° la *méthode à réunion médiane*, dans laquelle la réunion des bords de la plaie d'amputation s'opère vis-à-vis de la section de l'os ou de la surface articulaire : elle comprend les méthodes secondaires *circulaire, à deux lambeaux* et *ovalaire ;* — 2° la *méthode à réunion latérale*, dans laquelle la réunion s'opère sur le côté : elle comprend les méthodes secondaires à *un lambeau* et *elliptique.*

Dans la *méthode circulaire*, on coupe les parties molles perpendiculairement à l'axe du membre, on recouvre l'os ou l'articulation avec la peau simplement doublée de son tissu cellulaire, ou doublée, dans une certaine hauteur, d'une couche musculaire. L'opération s'exécute en quatre temps : 1er *temps :* la peau est coupée circulairement, disséquée et relevée en manchette : on a soin d'en conserver une longueur égale au demi-diámètre du membre, plus deux centimètres (Lisfranc); — 2e *temps :* section des muscles superficiels ; — 3° *temps :* section des muscles profonds : on les détache de l'os en décrivant, autour de ce dernier, avec la pointe du couteau, un cône dont le sommet correspond au point d'application de la scie (Alanson), ou en rasant la surface extérieure de l'os avec le tranchant de l'instrument, jusqu'à une hauteur de 2 ou 3 centimètres (B. Bell); — 4e *temps :* on applique sur les chairs la compresse appelée *rétracteur*, on porte le couteau tout à l'entour de l'os pour achever la section des fibres musculaires et produire celle du périoste : on scie. — (Le 3e temps est évidemment modifié et le 4e supprimé, dans les amputations d'articles).

Dans les *méthodes à lambeaux*, la partie à recouvrir correspond à la base de ceux-ci. Les lambeaux, carrés ou arrondis, taillés de dehors en dedans ou de dedans en dehors, sont constitués par la peau doublée de tous les muscles ou d'une couche musculaire médiocre.

La *méthode ovalaire* est, par le résultat, très-voisine de la méthode à double lambeau (voir la désarticulation de l'épaule par le procédé de Larrey).

La *méthode elliptique* se rapproche de la circulaire par le mode d'incision des parties molles, et de la méthode à lambeau unique par le mode d'affrontement. Toutefois, dans les procédés de Marcellin Duval, le bord convexe ou inférieur de l'ellipse n'est pas invariablement rapproché du bord concave ou supérieur (1).

____

(1) Nous croyons utile de résumer ici les principales règles

Les procédés nombreux, que comptent ces diverses méthodes, s'exécutent avec les mêmes ins-

de ce qu'on pourrait appeler la *méthode oblique elliptique* de Marcellin Duval.

1° *Mensuration du membre*, au niveau du point de section de l'os, ou de l'articulation, et *détermination du grand axe de l'ellipse :* l'extrémité supérieure de cet axe est éloignée de la ligne de mensuration d'une longueur égale au sixième de la circonférence du membre (c.-à-d. au rayon) plus, ordinairement, 4 centimètres (en prévision de la rétraction) ; l'extrémité inférieure, qui répond presque toujours au côté du membre où sont situés les muscles les plus rétractiles, est à 4 ou 5 centimètres au-dessous de la première et du côté opposé (elle est à 6 ou 8 centimètres plus bas que l'extrémité supérieure pour l'amputation de la cuisse au tiers inférieur). L'auteur conseille de tracer l'ellipse à l'encre ou au crayon dermographique.

Cette ellipse est toujours oblique de haut en bas ; elle est en outre oblique, soit d'avant en arrière (amputation sus-malléollaire), soit d'arrière en avant (désarticulation huméro-cubitale), ou d'un côté à l'autre (désarticulation scapulo-humérale); mais l'*incision* peut se pratiquer en sens inverse de la direction générale de l'ellipse, c.-à-d. de bas en haut et de dedans en dehors.

2° *L'opérateur se place en dehors ou en dedans du membre, selon les cas :* le membre est *d'abord* tourné du côté de l'opérateur, en rotation en dehors, si celui-ci est en dehors, et *vice versá ;* il subit un mouvement de rotation contraire, à mesure que le scalpel avance.

3° La *section de la peau* s'exécute avec un *scalpel* tenu comme une plume à écrire et commence à la partie postéro-interne ou postéro-externe du membre, selon la position de l'opérateur.

4° La *dissection de la peau* est suffisante quand où peut retrousser en manchette.

truments, couteaux, bistouris, scie, ciseaux et tenailles incisives. Pour la section des parties molles, il est préférable d'employer un fort scalpel, à lame légèrement convexe ; les couteaux ne sont vraiment utiles que dans les amputations de membres volumineux comme la cuisse.

Si le médecin opère sans aide, il suspend le cours du sang au moyen d'un compresseur, du tourniquet ou du garrot. Mais il ne doit pas trop compter sur ces appareils, qu'un mouvement du malade peut déranger au moment le plus inopportun. Il n'aura de sécurité *absolue* contre l'hémorrhagie, qu'en adoptant un procédé qui permet

5° *Section des muscles ;* règle générale : *les muscles les plus longs, ou plutôt à fibres les plus longues (les plus rétractiles par conséquent) sont coupés plus bas que les autres.*

6° L'ordre adopté pour procéder à la section des muscles varie suivant l'espèce d'amputation ; mais on se réserve toujours la *possibilité de lier les artères principales dans le cours de l'opération, ou après celle-ci, selon l'opportunité et surtout selon la valeur chirurgicale des aides.*

On peut donc, pour toutes ces amputations, se passer d'aides initiés aux connaissances chirurgicales, puisque, si on le veut, on lie les artères volumineuses avant de les couper : ce qui a été fait souvent par Marcellin Duval et ses imitateurs.

Il est à regretter que les procédés de cette méthode, si remarquables par leur facilité d'exécution, par leurs résultats, et dont la plupart ont reçu, nombre de fois, la sanction de la pratique, ne soient pas aussi répandus qu'ils le méritent : il faut en attribuer la cause à la modestie de leur auteur.

de lier les artères principales avant ou immédiatement après leur division. (Pour la ligature des vaisseaux, voir le chapitre des Ligatures artérielles.)

Le *pansement* de la plaie d'amputation varie nécessairement avec le but qu'on se propose. Si l'on veut obtenir une réunion immédiate, on débarrasse la plaie des caillots sanguins, on ramène les ligatures vers l'un des angles, on affronte les bords, suivant le sens que comporte la méthode exécutée, et on les maintient affrontés à l'aide de bandelettes de diachylon, de serre-fines, ou de pinces à pression graduée et continue.

Dans le cas où l'on désire une réunion secondaire, on laisse la plaie entrebâillée, on introduit entre ses bords quelques boulettes de charpie, ou on la recouvre directement d'un linge fénêtré, huilé ou cérate : un gâteau de charpie, deux compresses longuettes disposées en croix, quelques tours de bande achèvent le pansement.

1º Épaule.

L'articulation scapulo-humérale est facile à ouvrir : la cavité glénoïde ne reçoit guère que le tiers de la tête humérale, et la capsule jouit d'une grande laxité.

Faisons toutefois remarquer, que la cavité glénoïde est complétée par la voûte acromio-coracoïdienne, et le ligament acromio-coracoïdien ; que la capsule est renforcée par les tendons d'un grand nombre de muscles, et protégée par des masses charnues assez considérables : en avant, deltoïde, grand pectoral, courte portion du biceps, et coraco-huméral, tendon de la longue portion du biceps, tendon du sous-scapulaire ; en arrière, tendons des sus et sous-épineux, petit rond, triceps, deltoïde, grand dorsal et grand rond ; en dehors, deltoïde ; en dedans, paquet nervoso-vasculaire.

Les artères à lier sont l'axillaire et les circonflexes.

Deux procédés nous paraissent mériter toute préférence pour la désarticulation de l'épaule.

a. *Procédé de Larrey*, méthode ovalaire. — Incision externe, verticale, étendue de l'acromion à 3 centimètres au-dessous du niveau du col huméral. — De la partie moyenne de cette incision, deux autres incisions sont menées obliquement vers l'aisselle : il en résulte un lambeau antérieur et un lambeau postérieur, mais encore réunis par les parties molles internes, qui renferment les vaisseaux. — Désarticulation. — Section finale du paquet vasculo-nerveux.

b. *Procédé de Marcellin Duval*, méthode elliptique. — Le blessé est couché sur le dos, la tête et la partie supérieure du tronc un peu élevées et soutenues par des oreillers. — Un premier aide se place en dedans du membre, avec mission de le soutenir et de lui imprimer les mouvements qu'exige l'opération, puis de comprimer l'artère, au 4ᵉ temps. — Un second aide se place en dehors, vers la racine du membre, avec mission de tendre la peau et d'aider au retroussement de la manchette. — L'opérateur est *en dehors :* le bras est dans la rotation *en dehors.* — L'incision cutanée doit représenter, dans son ensemble, une ellipse obliquement dirigée de haut en bas, et du côté externe du moignon de l'épaule vers le creux axillaire ou la partie supérieure et interne du bras. L'extrémité externe de cette ellipse est, en moyenne, à 6 centimètres au-dessous du bord inférieur de l'acromion; l'extrémité interne descend à 4 centimètres au-dessous du niveau de la précédente.

1ᵉʳ *Temps.* — a. *Section de la peau*, avec un fort scalpel, à tranchant convexe, tenu comme une plume à écrire, et porté tout d'abord sur la partie la plus reculée de la face postéro-interne du membre : cette section est facilitée par le mouvement de pronation progressive, que le premier aide imprime au bras. — b. *Dissection de la peau*, jusqu'à une hauteur convenable.

2ᵉ *Temps.* — a. *Section transversale de la partie externe du bord inférieur et du tendon du grand pectoral, du deltoïde et de la longue portion du triceps.* — b. *Section verticale du tendon du grand pectoral*, parallèlement au bord antérieur de la coulisse bicipitale : cette section est complète, lorsqu'on aperçoit à nu l'aponévrose brillante et nacrée de la courte portion du biceps et du coraco-

huméral. — c. *Retroussement de la manchette mus-
culo-cutanée*.

3e Temps. — a. *Incision verticale de 3 ou 4 centimètres, sur la gaîne aponévrotique du coraco-huméral, en avant et en dehors du faisceau vasculo-nerveux.*
— b. *Section transversale de la courte portion du
biceps et du coraco-huméral*, facilitée par la précédente. — c. *Ligature de l'axillaire* (facultative).

4e Temps. — *Désarticulation et séparation complète
du membre*. Bras droit, dans la rotation en dedans
(le bras gauche serait dans la rotation en dehors) :
section de la capsule et des muscles péri-articu-
laires à la partie postérieure et inférieure, et dans
l'ordre suivant : tendons du petit rond, du sous-
épineux, du sus-épineux, de la longue portion du
biceps, du sous-scapulaire; après la désarticulation, section des tendons du grand dorsal et du
grand rond; à mesure qu'on descend le long de la
partie supérieure et interne de l'humérus, on
rapproche du tronc le bras de l'opéré : on termine
par la section transversale du faisceau vasculo-
nerveux, après avoir fait comprimer l'artère par le
premier aide, si la ligature n'a pas été exécutée à
la fin du troisième temps.

Ce procédé met à l'abri de toute hémorrhagie;
il est applicable dans les cas où il reste peu de
parties molles; il donne une plaie favorable à l'é-
coulement des liquides, facile à réunir d'avant en
arrière : il mérite à tous égards de prendre place à
côté du procédé de Larrey et de devenir classique.

2° **Bras**.

L'humérus, dans ses 4/5 inférieurs, est entouré de muscles qui lui adhèrent très-intimement; le biceps seul représente ici la masse musculaire superficielle. — Le nerf radial, logé dans sa gouttière osseuse, se dérobe parfois au tranchant du couteau : il faut avoir soin de le diviser nettement. L'humérale est la seule artère importante à lier.

On ampute ordinairement par la *méthode circulaire* ou par la *méthode à lambeau* (un *lambeau antérieur* ou un *lambeau externe et un peu postérieur*) (Malgaigne).

3° **Coude**.

L'épitrochlée et l'épicondyle, faciles à sentir sous la peau, se trouvent à peu près sur le même plan horizontal, perpendiculaire à l'axe de l'humérus; mais l'interligne articulaire n'a pas la même direction. Le bord interne de la poulie humérale est à 18 millimètres au-dessous de l'épitrochlée, et le bord externe de la jointure radio-humérale à 7 millimètres au-dessous de l'épicondyle : il en résulte une obliquité très-prononcée de l'interligne articulaire en bas et en dedans, et une nécessité de ne pas trop faire remonter les incisions vers les tubérosités humérales, de peur d'avoir des parties molles insuffisantes pour recouvrir l'os. L'articulation radio-humérale est transversale et sans aspérités; la cubito-humérale est très-inégale : pour désarticuler, il faut bien contourner l'apophyse coronoïde, avec la pointe du couteau, et, en terminant, luxer l'olécrâne en bas (Malgaigne).

On a une ou trois artères à lier, selon le procédé employé, l'humérale, la radiale et la cubitale.

a. Procédés circulaires. — Conservation de la peau et des muscles (Cornuau); conservation de la peau doublée de son tissu cellulaire (Velpeau) : ce dernier procédé permet de sectionner l'artère humérale au-dessus de sa bifurcation. Il est bon de détruire l'expansion aponévrotique du biceps, qui sollicite les téguments à la rétraction. L'incision circulaire est faite à 6 ou 8 centimètres au-dessous de l'interligne ; Salleron recommande l'incision cruciale de la peau, au niveau de la cavité olécrânienne.

b. Procédé à lambeau antérieur. — Le couteau est plongé à 25 millimètres au-dessous de l'épitrochléc et va ressortir à 12 millimètres environ au-dessous de l'épicondyle ; il taille, de dedans en dehors, un lambeau arrondi, bien nourri, long de 8 millimètres (Malgaigne).

4° Avant-bras.

On ampute par le *procédé à lambeau antérieur*, taillé par transfixion, ou par la *méthode circulaire*. Dans ce dernier cas, pour bien diviser les muscles profonds, comme enclavés dans la gouttière radio-cubitale, il faut les soulever avec le pouce et l'indicateur gauches et les sectionner de dehors en dedans avec le scalpel; la manœuvre du huit de chiffre est très-défectueuse. Si l'on éprouve quelque difficulté à retrousser la peau, à cause de l'augmentation de volume progressive du membre de sa partie inférieure à sa partie supérieure, on fait tomber une incision médiane verticale sur l'incision circulaire.

Les artères à lier sont la radiale, la cubitale et les interosseuses antérieure et postérieure.

5° Poignet.

L'articulation radio-carpienne suit une ligne qui part du sommet de l'apophyse styloïde radiale et se dirige obliquement en dedans et en haut pour se terminer à l'apophyse styloïde cubitale : le milieu de l'article est à 5 millimètres au-dessus de la ligne fictive qui unit les extrémités apophysaires (Malgaigne).

On ampute par les *méthodes circulaire* ou *à lambeaux*. *Procédé à double lambeau :* lambeau dorsal, demi-circulaire, taillé en premier lieu et de dehors en dedans : ses extrémités sont à deux centimètres des apophyses styloïdes, et sa partie moyenne est à six centimètres de l'interligne articulaire; — lambeau palmaire, moitié moins long que le précédent, arrondi, taillé en second lieu, et de dedans en dehors (après que le couteau a traversé l'article) ou de dehors en dedans (avant que le couteau ait traversé l'article).

6° Main.

Amputations carpo-métacarpiennes et métacarpiennes.

Legouest préfère l'amputation dans la continuité à la désarticulation. Pour les amputations isolées, on a recours à la *méthode ovalaire;* pour l'amputation simultanée de deux métacarpiens, à la *méthode à lambeau;* pour l'amputation simultanée de tous les métacarpiens, aux *méthodes circulaire, à lambeau unique* ou *à double lambeau.* — a. *Désarticulation du premier métacarpien* (trapezo-métacarpienne) : incision verticale, dorsale, dépassant l'articulation de 12 millimètres en haut, et de 30 millimètres en bas; double incision oblique, étendue du tiers inférieur de la précédente au pli digito-palmaire (Malgaigne) : ouvrir l'articulation, en se souvenant que la surface articulaire du métacarpien est convexe d'avant en arrière et celle du trapèze concave de dehors en dedans; éviter de blesser l'artère radiale, qui contourne l'articulation à sa partie postéro-interne. — b. *Désarticulation simultanée de deux métacarpiens :* « Si les métacarpiens des bords radial et cubital de la main étaient seuls affectés, on pourrait se borner à enlever les deux premiers ou les deux derniers métacarpiens réunis..... Velpeau conseille de pratiquer sur le dos

du poignet une première incision transversale au-
devant des articulations que l'on veut ouvrir ; puis

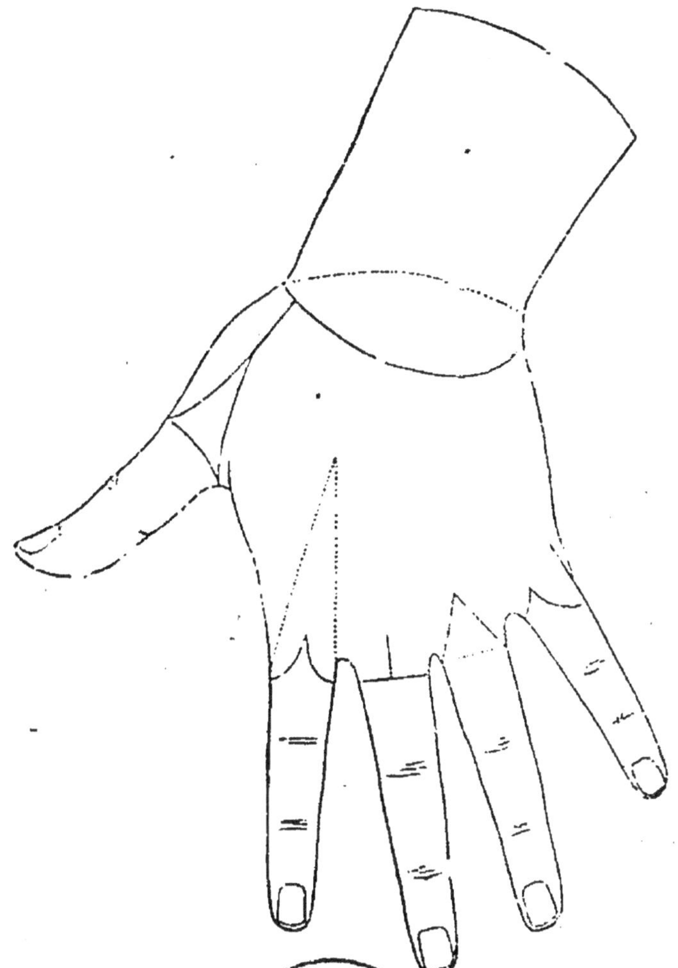

Fig. 30. — Tracé des principales amputations qui se pratiquent au
poignet et à la main (*).

une seconde, longitudinale, parallèle aux os métacarpiens, et située à 4 centimètres environ du

(*) Vidal, *Pathol. externe*, revue par Fano.

CORNE. — Chir. d'urg.   6 troisième, afin de conserver un lambeau assez large pour recouvrir tout le côté radial ou cubital de la plaie ; on désarticule alors les deux métacarpiens, et l'on termine en formant un lambeau palmaire, qu'on isole jusqu'à la base de la paume de la main, pour le relever au-devant de la branche transversale de la plaie. » (Sédillot.) — c. *Désarticulation simultanée de tous les métacarpiens :* mauvaise opération ; il faut lui préférer la désarticulation radio-carpienne, si les doigts et la paume de la main sont complétement perdus.

Amputations métacarpo-phalangiennes et phalangiennes.

a. *Désarticulation simultanée de tous les doigts.* Le pouce est désarticulé isolément. Les autres doigts sont enlevés ensemble, soit par un *procédé circulaire*, soit par le *procédé à lambeau palmaire* (limité par le pli digito-palmaire, Lisfranc). — b. *Désarticulation isolée d'un doigt. — Procédé de Malgaigne pour la désarticulation du pouce :* 1° incision dorsale à convexité supérieure : sa partie moyenne passe à 2 ou 3 millimètres au-dessous de l'interligne articulaire, et ses extrémités aboutissent latéralement au pli palmaire inférieur ; 2° incision à convexité inférieure, qui, rejoignant sur les côtés les extrémités de la première, descend, par sa partie moyenne, à mi-chemin du pli palmaire inférieur et du pli qui accuse l'articulation phalango-phalangettienne. — *Procédés pour la désarticulation de l'indicateur, du médius, de l'annulaire ou de l'auricu-*

luire: ovalaires, à lambeau palmaire, à deux lambeaux (dorsal et palmaire, latéraux), *incision circulaire combinée à une incision verticale (dorsale et médiane)* (fig. 30). — c. *Amputations de phalanges : procédés circulaire, à lambeau palmaire, à lambeau dorsal et à lambeau palmaire* (double incision latérale, perpendiculaire à une incision circulaire). Les plis de la peau qui correspondent aux articulations indiquent les interlignes.

On ampute généralement les doigts dans la contiguïté. « Cette pratique n'a pas grand inconvénient pour la dernière phalange ; appliquée à la seconde, elle enlève beaucoup de force et d'adresse à la main ; à la première, elle présente en outre plus de gravité. L'amputation dans l'article ne doit être faite, que quand l'amputation dans la contiguïté n'est pas possible » (Legouest).

7° Hanche.

La tête du fémur est maintenue appliquée contre la cavité cotyloïde par la pression atmosphérique, le ligament rond, et la capsule périarticulaire. La cavité cotyloïde est située immédiatement au-dessous des éminences iliaque antéro-inférieure et ilio-pectinée : son rebord offre trois saillies, l'une qui répond à l'éminence iliaque antéro-inférieure, une autre à l'éminence ilio-pectinée, la troisième au prolongement de l'ischion (Richet).

L'articulation coxo-fémorale est recouverte

par une couche épaisse de parties molles. En avant, se trouve l'artère fémorale, qui croise la tête du fémur à l'union de son tiers interne avec son tiers moyen, et reste éloignée d'environ 3 centimètres de la partie supérieure du corps de l'os : cette disposition permet d'introduire le couteau entre le fémur et l'artère, et de comprendre celle-ci dans un lambeau antérieur, où elle est facile à comprimer.

Mais, quand le malade, épuisé, est incapable de supporter une perte de sang un peu abondante, il est prudent de jeter une ligature préalable sur la fémorale. Cette ligature devient obligatoire si l'on manque d'aide, ou si l'on ne dispose que d'aides peu intelligents.

Il faut s'attendre à lier de nombreux vaisseaux, l'opération une fois faite : J. Roux évalue à seize le nombre des ligatures, Sedillot en a appliqué vingt-deux.

Procédé à lambeau antérieur. — Ce lambeau doit avoir une longueur égale au diamètre de la cuisse, mesuré à la partie supérieure du membre. — L'opérateur fait choix d'un couteau à longue lame, à pointe aiguë, mais à un seul tranchant; il se place en dedans pour amputer la cuisse droite, en dehors pour amputer la cuisse gauche. — Le malade est assis ou couché, le bassin sur le bord du lit.

1er *Temps :* le couteau est enfoncé un peu au-dessus du petit trochanter (ou vers le point d'union de la branche descendante du pubis avec la branche ascendante de l'ischion) et va ressortir à 4 centimètres au-dessus du grand trochanter (ou vers le milieu de l'espace compris entre cette éminence et l'apophyse iliaque antéro-supérieure) : il taille hardiment le lambeau ; si l'artère fémorale n'a pas été liée, on la fait comprimer, ou on l'entoure d'un lien.

2° *Temps :* l'articulation est ouverte par son côté interne et antérieur ; la section de la capsule et du ligament rond est rendue plus facile par l'abduction forcée du membre, on l'achève après avoir luxé la tête fémorale.

3° *Temps :* le couteau divise, de dedans en dehors et perpendiculairement, toutes les chairs de la fesse.

Si le sujet est très-vigoureux, au lieu de tailler le lambeau par transfixion, on peut le tailler de dehors en dedans ; on y comprend ainsi moins de muscles et plus de téguments (Sedillot).

8° Cuisse.

Les muscles superficiels forment une couche assez irrégulière, surtout développée à la partie postérieure et interne du membre : ils sont remarquables par la longueur de leurs fibres et par leur rétractilité. Suivant la hauteur à laquelle on agit, la fémorale, la fémorale profonde, les circonflexes, les perforantes et les musculaires seront à lier pendant ou après l'amputation.

Celle-ci se pratique par les *méthodes circulaire,*

à deux lambeaux (antérieur et postérieur), *à un lambeau* (antérieur).

Nous allons décrire le *procédé elliptique* de Marcellin Duval.

Dans les amputations au tiers inférieur, l'ellipse est oblique de haut en bas et d'avant en arrière ; au tiers moyen et au-dessus, lorsque le couteau doit porter sur les adducteurs, l'extrémité supérieure de l'ellipse est antéro-externe (1).

Comme nous supposons ici l'amputation au tiers inférieur, l'ellipse est antéro-postérieure : son extrémité supérieure se rapproche autant que possible de la base de la rotule, et son extrémité inférieure est à 6 et même 8 centimètres au-dessous de la précédente. L'opérateur est *en dehors*, le membre dans la *rotation en dehors* (cuisse droite).

1er *Temps.* — *Incision de la peau* suivant le tracé de l'ellipse : le scalpel, tenu comme une plume à écrire, commence cette incision à la partie la plus reculée de la face interne du membre.

2e *Temps.* — *Dissection de la peau* dans une étendue suffisante pour permettre de la retrousser en manchette, et en se conformant à l'ellipse.

3e *Temps.* — *Section des muscles :* on pourrait

---

(1) Pour les amputations dans le tiers moyen de la cuisse, et au-dessus, Marcellin Duval préfère ordinairement son procédé à deux lambeaux (l'un antérieur, l'autre postérieur) taillés des parties superficielles vers les parties profondes. La fémorale est liée presque au début de l'opération, après la section transversale du couturier.

la pratiquer en deux coups avec un long couteau,
mais il vaut mieux diviser les muscles avec le
scalpel et dans l'ordre suivant : en avant, le triceps ; à la partie externe, le biceps ; à la partie
interne, les trois muscles dont les tendons constituent plus bas la patte d'oie (couturier, droit
interne et demi-tendineux), et le tendon du troisième adducteur ; le demi-membraneux. L'artère
principale est liée, pour peu qu'on ne soit pas sûr
de la compression exercée au pubis.

4° *Temps.* — Détacher le triceps à son insertion
à la ligne âpre, avec le tranchant du scalpel et non
avec sa pointe.

5° *Temps.* — *Section du fémur.*

9° Genou.

Malgaigne décrit ainsi le *procédé de Baudens*,
pour la *désarticulation fémoro-tibiale.*

« On tire avec la plume, à partir de la crête du
tibia, et à trois travers de doigt au-dessous du
ligament rotulien, un trait qui doit être ramené
obliquement en arrière, de bas en haut, vers
l'espace poplité, et terminé à deux travers de
doigt seulement au-dessous d'une ligne correspondant au ligament rotulien. Un aide tire en haut
les téguments du genou; le chirurgien fait la section en suivant avec le couteau l'ovale qu'il vient
de tracer; la peau est relevée alors jusqu'au niveau
de l'articulation, et l'on coupe au même niveau

l'aponévrose, les muscles et les ligaments. On ramène la portion antérieure des téguments en arrière, de telle sorte que les surfaces articulaires en sont complétement recouvertes, et que la cicatrice, se trouvant en arrière et au-dessus du niveau des condyles du fémur, sera tout à fait à l'abri de la pression de la jambe de bois. »

10° Jambe.

Les difficultés d'exécution que nous avons signalées, à propos des amputations circulaires de l'avant-bras, se retrouvent à la jambe : les muscles profonds se présentent mal au couteau et les téguments se retroussent avec peine. De plus, l'artère tibiale antérieure se rétracte souvent dans les chairs, où elle échappe aux recherches, et l'angle aigu, formé par la crête du tibia, après sa section, tend à perforer la peau. Malgré ces désavantages, les chirurgiens continuent d'employer la méthode circulaire dans les amputations de la jambe.

Nous n'hésitons pas à lui préférer, d'une manière absolue, le *procédé elliptique* de Marcellin Duval, procédé qui compte déjà d'assez nombreux succès.

Jambe droite : amputation *sus-malléolaire*. L'opérateur se place en dedans ou en dehors, et le membre est tourné dans la rotation correspondante. L'ellipse, oblique de haut en bas et d'avant en arrière, répond, par son extrémité supérieure, à la partie antérieure et inférieure du tibia ; par son extrémité inférieure, au tendon d'Achille : elle est tracée d'après les règles ordinaires. (Voir la note de la page 87.)

1er *Temps.* — *Incision de la peau :* le scalpel, tenu comme une plume à écrire, commence cette incision le plus en arrière possible.

2° *Temps.* — *Section du tendon d'Achille,* près de son insertion au calcanéum, et *dissection de la manchette :* le tendon d'Achille est séparé par quelques coups de scalpel des muscles de la région jambière postérieure et profonde ; puis la peau est disséquée en avant et sur les côtés : on a de la sorte une manchette constituée 1° par la peau, 2° par le tendon d'Achille et quelques fibres du soléaire, qui descendent sur la face antérieure de ce tendon.

3° *Temps.* — *Formation d'un petit lambeau musculo-vasculaire antérieur,* long de 3 ou 4 centimètres, à l'aide de deux incisions longitudinales, l'une interne, rasant le bord antérieur du tibia, l'autre externe, longeant la partie antérieure du péroné, et d'une incision transversale qui divise les trois muscles de la région jambière antérieure, et l'artère tibiale antérieure : ce vaisseau est lié, après que le lambeau a été détaché du ligament interosseux.

4° *Temps.* — *Formation d'un lambeau musculo-vasculaire postérieur,* long de 6 centimètres environ : l'incision longitudinale interne rase, en arrière, le bord interne du tibia et la face posté-

rieure de cet os ; l'externe rase la partie postérieure du péroné ; la transversale divise les deux
péroniers latéraux, le long fléchisseur du gros
orteil, le fléchisseur commun des orteils, le jambier postérieur, les vaisseaux postérieurs : ligature
de la tibiale postérieure et des artères qui donnent.

5ᵉ Temps. — Section des os.

Les avantages de ce procédé sont évidents : il est
simple et très-régulier, il met à l'abri de toute
hémorrhagie, il donne aux os un coussinet bien
nourri. La cicatrice qui en résulte « se cache dans
une sorte de sillon au-dessous et en avant du bord
antérieur du tibia, de telle sorte qu'elle ne peut
subir aucune pression de haut en bas ou d'avant
en arrière. » (Spillmann, *Archives gén. de méd.*,
1869.)

11° Cou-de-pied.

L'articulation tibio-tarsienne est facile à ouvrir,
surtout par le côté interne, dont la malléole est
d'un centimètre à un centimètre et demi plus
élevée que l'externe.

Les principaux procédés d'amputation sont dus
à Velpeau (*double lambeau, antérieur et postérieur*),
à Syme (*lambeau plantaire*), à J. Roux (*lambeau
plantaire et interne*). .

Procédé de J. Roux : il conserve dans le lambeau les artères tibiale postérieure et plantaire
interne.

1ᵉʳ Temps. — Incision commençant à la partie la

plus reculée de la face externe du talon, passant

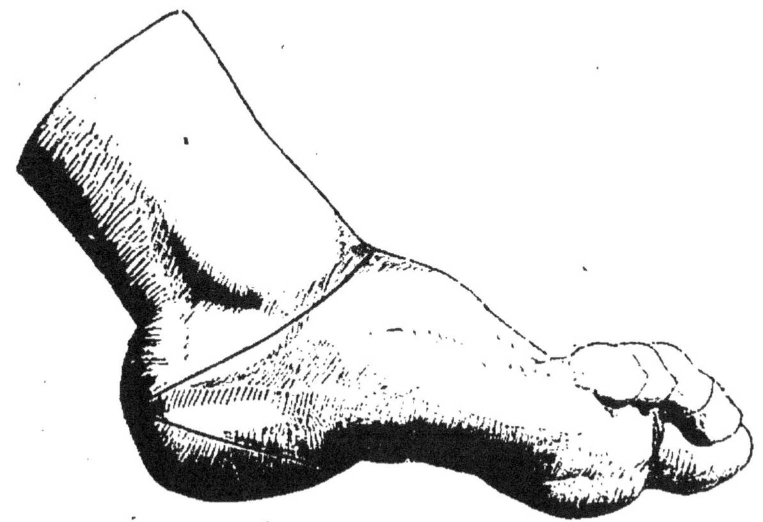

Fig. 31.

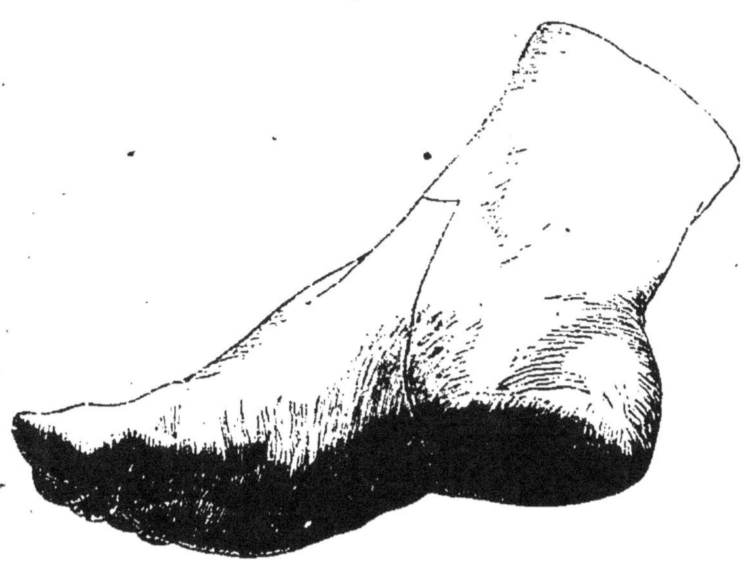

Fig. 32.

Désarticulation tibio-tarsienne (procédé de J. Roux).

sous la malléole externe, puis remontant sur le

dos du pied, à un centimètre au-devant de l'articulation tibio-tarsienne, pour venir aboutir à quelques millimètres au-devant de la malléole interne.

2e *Temps*. — Incision continuant la première sur le bord interne du pied, passant sous la plante et regagnant obliquement le bord externe pour se terminer sur la partie la plus reculée de la face externe du talon, au point de départ du scalpel.

3e *Temps*. — Désarticulation : on entre largement dans l'article par son côté externe.

4e *Temps*. — Dissection du lambeau plantaire interne.

12° Pied.

Amputation médio-tarsienne. — L'articulation médio-tarsienne, formée par le calcanéum et l'astragale en arrière, le cuboïde et le scaphoïde en avant, offre une direction générale transversale et perpendiculaire à l'axe du pied. Elle est située vers l'union du tiers postérieur avec les deux tiers antérieurs du pied : son côté interne se trouve à 20 ou 25 millimètres en avant de la malléole tibiale, ou directement en arrière de la tubérosité du scaphoïde; son côté externe est à 25 ou 30 millimètres au-devant de la malléole péronière, à 12 millimètres en arrière de la tubérosité, si facile à reconnaître, du 5e métatarsien.

Procédé de Chopart modifié par Marcellin Duval. — Décubitus dorsal du sujet, pied fléchi à angle droit sur la jambe et présentant sa face plantaire.

1ᵉʳ Temps — (Pied droit.) Formation du lam-

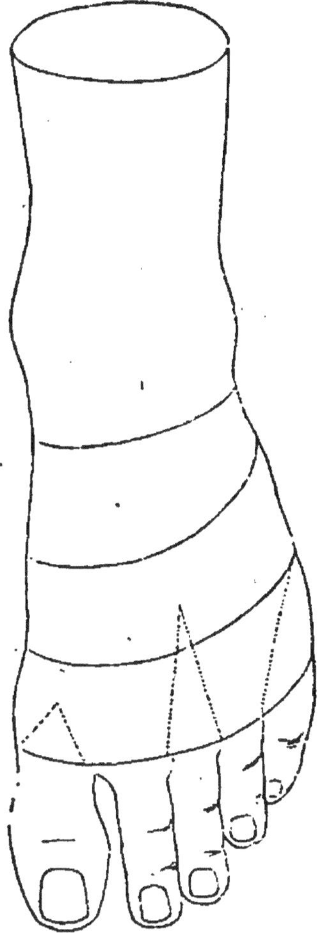

Fig. 33: — Tracé des principales amputations qui se pratiquent
au cou-de-pied et au pied (*).

beau plantaire. Ce lambeau, de forme quadrilatère,

(*) Amputations tibio-tarsienne (procédé de Velpeau), médio-tars'enne
(procédé de Chopart), tarso-métatarsienne (procédé de Lisfranc), simultanée de tous les orteils, isolée du du gros orteil, isolée du 3ᵉ et du 5ᵉ
métatarsien (Vidal, *pathol. ext.*, revue par Fano . La 3ᵉ ligne pleine représente assez b en la limite antérieure du lambeau dorsal, dans l'amputation médio-tarsienne de Marcellin Duval.

CORRE, Chir. d'Urg.   7

à angles légèrement arrondis (comme le lambeau dorsal), et qui comprend presque toute l'épaisseur des parties molles, est taillé de dehors en dedans, en commençant par le côté externe. Son bord antérieur est à 4 centimètres en arrière du pli digito-plantaire; ses bords latéraux sont tracés sur les limites des faces plantaire et dorsale : l'externe commence au niveau d'une ligne fictive verticale, abaissée du bord antérieur de la malléole externe; l'interne s'arrête au niveau d'une ligne fictive verticale, abaissée de la partie moyenne du bord inférieur de la malléole interne. Après la section de la peau, on la dissèque dans une étendue de 2 ou 3 centimètres, puis on pénètre dans les chairs, hardiment, d'avant en arrière.

2ᵉ *Temps.* — *Formation du lambeau dorsal et ouverture de l'articulation.* Le lambeau dorsal a son bord antérieur à 5 centimètres en arrière de l'origine de la commissure du gros orteil : il comprend toutes les parties molles jusqu'aux os. En le taillant, et *en rasant les os*, le scalpel vient heurter contre la partie externe et supérieure de la facette antérieure du calcanéum et ouvre l'articulation calcanéo-cuboïdienne. Le scalpel ouvre, en marchant, d'une manière analogue, l'articulation du scaphoïde avec l'astragale, après que l'on a fait saillir la tête de cet os, en portant en bas et dans l'adduction le pied préalablement étendu.

3ᵉ *Temps.* — Achever la désarticulation, sectio

du ligament interosseux et des ligaments périar-
ticulaires.

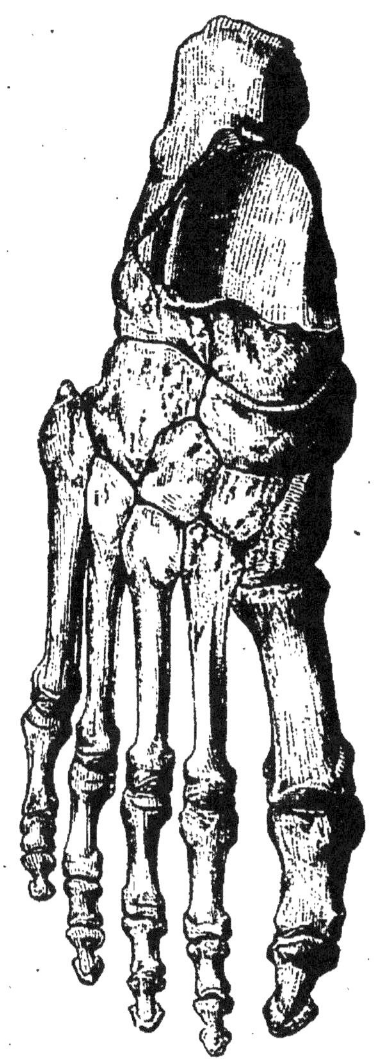

Fig. 34. — Squelette du pied (face dorsale) : direction des interlignes
articulaires médio-tarsiens et tarso-métatarsiens.

Amputations tarso-métatarsiennes.

a.*Désarticulation simultanée de tous les métatarsiens.*

— L'interligne articulaire forme, à la face dorsale du pied, une courbe dirigée en dedans et en avant, et très-irrégulière : 1° l'extrémité postérieure du quatrième métatarsien déborde, en arrière, d'un millimètre à 2 millimètres, la tête des troisième et cinquième métatarsiens ; 2° l'extrémité postérieure du second déborde, en arrière, de 4 à 5 millimètres la tête du troisième métatarsien, de 9 millimètres celle du premier : cette extrémité est logée dans une mortaise formée par les trois cunéiformes. — Le côté externe de l'articulation est indiqué par la saillie du cinquième métatarsien ou par le tendon du court péronier latéral ; le côté interne, de 2 centimètres plus en avant que l'externe, se trouve à 3 centimètres en avant de la saillie interne du scaphoïde ou immédiatement en arrière de la saillie interne de l'extrémité postérieure du premier métatarsien. Les ligaments interosseux, particulièrement l'interne, sont très-résistants. Les artères à lier sont la pédieuse et les plantaires interne et externe.

Procédé de Lisfranc. — Le malade est couché sur le dos, un aide soutient la jambe demi-fléchie et dépassant le bord du lit, en la portant, ainsi que le pied, dans la rotation en dedans. — Pied droit : le chirurgien l'embrasse de la main gauche, en appliquant le pouce sur la saillie postéro-externe du cinquième métatarsien et l'indicateur sur la saillie postéro-interne du premier.

1er *Temps.* — Incision semi-lunaire, à convexité

antérieure, correspondant, par ses extrémités, aux deux côtés de l'article, intéressant toutes les parties molles du dos du pied : la peau est retirée en arrière, disséquée au besoin, pour bien découvrir l'articulation.

2° Temps. — Ouverture de l'articulation par son côté externe, et jusqu'au troisième métatarsien : arrivé en ce point, le couteau est porté un peu en avant, continue de pénétrer dans l'article, et vient s'arrêter contre le second métatarsien.

3° Temps. — Ouverture de l'articulation par son côté interne, et jusqu'au second métatarsien : le couteau doit pénétrer à pleine lame, la pointe en haut, le manche en bas et un peu en arrière : l'enfoncement si caractéristique, compris entre les saillies de l'extrémité postérieure du premier métatarsien et du premier cunéiforme, lui marque la voie.

4° Temps. — Ouverture de la mortaise du second métatarsien : Le couteau est enfoncé par sa pointe entre le premier cunéiforme et le second métatarsien, le tranchant tourné vers la jambe, le dos incliné sur les orteils, puis relevé à angle droit : il divise le ligament interosseux interne ; — porté ensuite sur la face dorsale, il sectionne les ligaments qui la recouvrent, termine le quatrième temps en détruisant les fibres ligamenteuses externes, pendant qu'on écarte les surfaces articulaires par une pression convenable sur le bout du pied.

5ᵉ *Temps*. — Le chirurgien met le pied dans une position horizontale, promène largement la pointe du couteau sur les ligaments plantaires, passe, à pleine lame, sous les métatarsiens, rase leur face inférieure, et taille un lambeau de cinq à six centimètres de longueur.

Procédé de Marcellin Duval. — Pied fléchi à

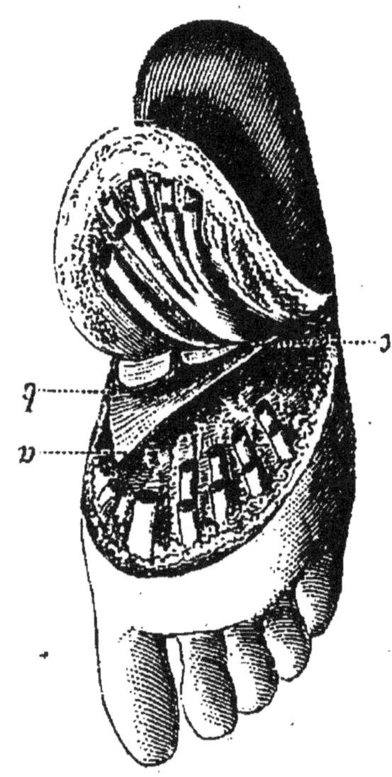

Fig. 35. — Désarticulation tarso métatarsienne (procédé de Marcellin Duval) : lambeau plantaire rabattu, laissant voir le tendon du long péronier latéral au-devant de l'articulation du 1ᵉʳ métatarsien et du 1ᵉʳ cunéiforme.

angle droit, et présentant sa face plantaire à l'opérateur ; placé ensuite comme Lisfranc l'indique.

1er *Temps*. — *Formation du lambeau plantaire,* qu'on taille en procédant des parties superficielles vers les parties profondes : ses bords latéraux (externe et interne) suivent, aussi exactement que possible, les bords correspondants du cinquième et du premier métatarsien ; son bord antérieur est curviligne et suit parallèlement le pli ou sillon digito-plantaire, à 2 centimètres en arrière et en dessous de ce pli. — *a. Incision cutanée,* comprenant toute l'épaisseur de la peau et du pannicule adipeux sous-jacent : elle commence au côté externe, à 1 centimètre et demi en arrière de l'extrémité postérieure du cinquième métatarsien, et se termine au côté interne du pied, à 1 centimètre et demi en arrière de l'articulation du premier métatarsien et du premier cunéiforme. — *b. Dissection de la peau* à la partie antérieure du lambeau, dans l'étendue de 3 centimètres environ. — *c. Section en biseau* (oblique d'avant en arrière et de haut en bas) *des parties molles de la plante du pied,* de manière à tomber sur la face inférieure du premier et du cinquième métatarsien, vers leur tiers postérieur ; on rase alors leur face inférieure, plus spécialement celle du premier métatarsien, et en partie celle du premier cunéiforme. — Ce premier temps rend visible : 1° la face inférieure de la première articulation cunéométatarsienne ; 2° le tendon du long péronier latéral ; 3° les deux tubercules donnés comme points de repère essentiels par Lisfranc ; il facilite beaucoup l'ouverture de l'articulation tarso-métatarsienne à sa partie *interne* (fig. 35).

2° *Temps.* — *a. Section du tendon du long péronier latéral*, d'arrière en avant et de bas en haut, *section du ligament interosseux interne* (clef de la mortaise, Lisfranc). — *b. Ouverture par sa face inférieure de l'articulation du premier métatarsien et du premier cunéiforme*, rendue plus évidente par des mouvements communiqués au premier métatarsien.

3° *Temps.* — *Délimitation du lambeau cutané dorsal*, de forme analogue à celle du lambeau plantaire. Les bords latéraux sont formés par la même incision qui a tracé les côtés du lambeau plantaire, son bord antérieur est à 3 centimètres en arrière de l'origine de la commissure des orteils. Marcellin Duval considère comme essentiel le lambeau dorsal.

4° *Temps.* — *Dissection du lambeau cutané dorsal*, section des tendons, en suivant la direction générale de l'articulation tarso-métatarsienne, qui est alors complétement à nu.

5° *Temps.* — *Désarticulations :* On peut procéder comme Lisfranc le conseille. Toutefois, Marcellin Duval préfère ouvrir immédiatement le côté interne de l'articulation du premier métatarsien et du premier cunéiforme, déjà ouverte à sa face inférieure ou plantaire. S'il s'agit du pied gauche, il continue sans désemparer les autres désarticulations, jusqu'au côté externe du pied. Pour le pied droit, il désarticule aussi toute la mortaise, et part ensuite du côté externe du pied pour arriver au côté externe de la mortaise.

b. *Désarticulation du premier métatarsien :* Incision dorsale, longitudinale, commençant à 15 millim. en arrière de l'article, et se prolongeant en avant jusque vers l'union des trois quarts postérieurs avec le quart antérieur du métatarsien : de l'extrémité antérieure de cette incision, on en fait partir une autre qui se dirige vers la commissure des deux premiers orteils, contourne la base de la première phalange en suivant la rainure de la face plantaire, et vient rejoindre son point de départ, en remontant sur le côté interne de la phalange et du métatarsien. On ouvre l'articulation par son côté interne. (Malgaigne.)

Amputations métatarso-phalangiennes et phalangiennes : Mêmes procédés qu'à la main.

ART. 2. — DES RÉSECTIONS.

Règles générales des résections :

Les *incisions des parties molles* doivent s'écarter des gros vaisseaux, ménager le plus possible les muscles et les tendons, tout en ouvrant une voie suffisante jusqu'aux os ;

Le *périoste* doit être conservé dans une aussi grande étendue que possible ;

La *section des os*, lorsque ceux-ci sont doubles,

commeà l'avant-bras et à la jambe, doit être faite à la même hauteur.

La *position à donner au membre* après l'opération doit varier selon le but qu'on se propose d'atteindre : les fragments sont mis en contact, si l'on veut obtenir une réunion osseuse ; écartés, si l'on recherche une pseudarthrose.

Le *pansement* consécutif est celui des plaies d'amputation.

Résection de la tête humérale.

1er *Temps*. — *Incision des parties molles :* Elle se fait en dehors, du côté opposé aux vaisseaux et aux nerfs axillaires, en arrière ou en avant, selon l'état des parties. Elle est simple ou composée : celles qui découvrent le mieux l'articulation sont les incisions donnant un lambeau quadrilatère ou triangulaire, à base supérieure ou inférieure. Dans ce premier temps, il faut tâcher d'éviter la section du nerf circonflexe, qui passe sous les tendons du sous-scapulaire et du grand rond et contourne en arrière le col huméral.

2e *Temps*. — *Incision du périoste et de la capsule articulaire*, dans la direction et un peu en dehors du tendon du biceps : on détache, avec la rugine, le périoste ; avec le scalpel, les insertions tendineuses des muscles sus et sous-épineux, petit rond et sous scapulaire, pendant qu'un aide écarte le tendon du biceps et qu'un autre imprime des mouvements de rotation au bras.

3ᵉ *Temps.* — *Section de l'os :* La tête humérale est énucléée au dehors, fixée, s'il est nécessaire, avec un tire-fond (Vidal), et réséquée avec la scie, après qu'on a eu soin de garnir les chairs d'une compresse.

CHAPITRE IV

De l'hémostasie chirurgicale et spécialement des ligatures d'artères.

ART. !. — HÉMOSTASIE CHIRURGICALE.

Aucun accident ne réclame une intervention plus immédiate que l'hémorrhagie.

Les *hémorrhagies capillaires* sont généralement peu considérables. Toutefois, il importe de les arrêter au plus vite chez les sujets débilités ou prédisposés aux pertes sanguines, et chez les enfants. On emploie contre elles : 1° les *absorbants* (éponge fine, charpie, coton, agaric, toiles d'araignées, poudres inertes) ; 2° les *réfrigérants* (glace, eau froide) ; 3° les *styptiques* (solutions de sulfate de cuivre ou de sulfate de fer, perchlorure de fer, vinaigre, alun, etc...); 4° la *compression* sur la plaie. On s'oppose très-efficacement à l'hémorrhagie par les piqûres de sangsues, en pinçant les lèvres de la blessure avec des serre-fines.

Les *hémorrhagies veineuses* (écoulement de sang noir, en nappe ou par jet continu, suspendu par

la compression entre les capillaires et la plaie,
accru par la compression entre la plaie et le cœur)
sont traitées de la même façon que les hémorrhagies capillaires. Toutefois, si la veine est très-volu-
mineuse, il peut devenir nécessaire de lier son bout
inférieur, ou même ses deux bouts.

Les *hémorrhagies artérielles* (écoulement de sang
rouge, par jets saccadés et isochrones aux battements du pouls, suspendu par la compression
entre le cœur et la plaie, accru par la compression entre la plaie et les capillaires) exigent des
moyens plus énergiques.

Dans certains cas, l'écoulement du sang est si
abondant, il menace de compromettre si rapidement la vie du malade, que le médecin ne doit
songer tout d'abord qu'à la *compression directe* des
vaisseaux divisés au fond de la blessure, ou à leur
compression indirecte au travers des parties molles,
saisies entre les doigts ou à pleine main.

Dans d'autres cas, le médecin a le temps
d'appliquer un système de compression, qui lui
permet de préparer un moyen d'hémostasie
définitive. A défaut de *compresseurs mécaniques* et
de *tourniquets*, il peut improviser un *garrot*, avec
une pièce de monnaie, un morceau de bois gros-
sièrement arrondi et entouré de linge, un bouchon,
placés sur le trajet de l'artère et serrés contre le
vaisseau, à l'aide d'une bande ou d'un lacs
quelconque. Un bâtonnet, un manche de couteau
ou tout autre corps résistant et de forme allongée,

glissé sous le lien, tord celui-ci de manière à produire une constriction suffisante du membre.

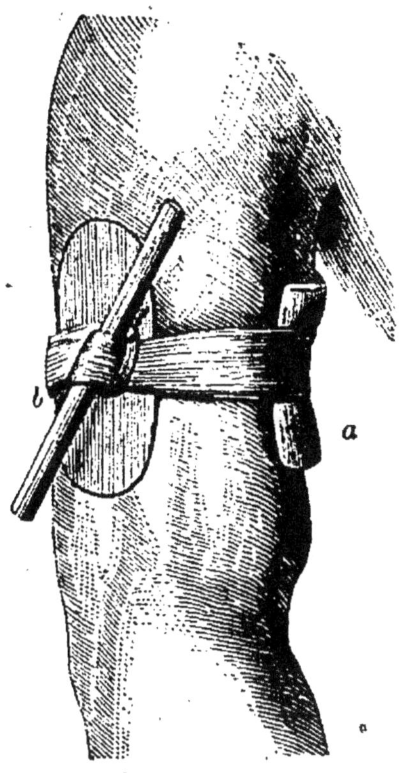

Fig. 36. — Garrot.

Une plaque de corne, de cuir ou de carton, protége la peau contre les froissements et les meurtrissures au niveau du point où se fait la torsion.

A l'avant-bras et à la jambe, il suffit de maintenir le membre en *flexion forcée*, pour suspendre la circulation.

Si l'artère, source de l'hémorrhagie, bien que visible au fond de la plaie, demeure peu accessible aux pinces, il faut avoir recours au *cautère actuel*.

Si l'artère est saisissable au moyen des pinces, il faut provoquer son oblitération par le *froissement*, la *mâchure* ou la *torsion*, ou enfin pratiquer la *ligature*.

ART. 2. — LIGATURE DIRECTE DES ARTÈRES COMPRISES DANS UNE PLAIE.

L'opération se divise en trois temps :

1er *Temps* : Le vaisseau est saisi en deux points opposés de sa surface extérieure et près de son extrémité, avec la pince à torsion et à ligature (ou avec la pince à dissection ordinaire, quand on n'a pas la première sous la main), puis attiré légèrement au dehors.

2e *Temps* : On sépare l'artère des veines, des nerfs et du tissu cellulaire qui l'environne, au moyen de quelques tractions exercées sur ces parties avec une seconde pince.

3e *Temps* : On fait jeter sur le vaisseau une ligature de fil de lin ciré, par un aide intelligent qui serre le premier nœud ; on s'assure de la constriction, et, lorsqu'on la juge convenable, on la maintient par un second nœud.

Mais il n'est pas toujours facile, ou prudent, de dénuder l'artère. On comprend alors, dans la ligature, soit l'artère et les veines collatérales, soit l'artère et une certaine épaisseur de toutes les parties molles environnantes.

D'autre part, le médecin peut se trouver réduit à opérer sans aide, ou n'avoir pas confiance dans celui qui l'assiste. Il doit alors appliquer lui-même la ligature sur l'artère, d'après le procédé de Béclard, ou d'après celui que nous décrirons.

Béclard agissait de la manière suivante : « Un fil était préalablement jeté sur la pince et fixé par un nœud simple non serré. Une fois le vaisseau saisi, les deux bouts du fil étaient pris près du nœud, l'un par Béclard, l'autre par un aide, et le lien était conduit au delà de la pince, jusque sur l'artère, où il était de suite serré par une traction exercée sur chaque bout du fil. La pince enlevée, Béclard prenait le bout qui avait été confié à l'aide, il achevait de serrer le premier nœud sur lequel il en faisait un second à la manière ordinaire. Le chirurgien trouvait à cela l'avantage de poser lui-même avec sécurité le fil sur l'artère, et de le serrer au degré convenable. » (*Comp. de chir. prat.*)

Par le procédé que nous allons indiquer, le médecin peut se passer de tout aide. A l'une des extrémités du fil, il forme une anse fixe, qu'il glisse sur le médius droit, jusqu'à l'union de la deuxième phalange avec la troisième. A une distance très-rapprochée de cette anse, il fait un nœud lâche, au travers duquel il introduit les mors de la pince, tenue comme une plume à écrire, entre l'indicateur et le pouce droits ; les mors, en s'écartant, élargissent le coulant, qu'on abaisse sur l'artère, une fois saisie, avec l'extrémité de l'indicateur gauche. Les tractions inverses, exercées sur le lien par le médius droit, fortement étendu, et ·les doigts de la main gauche serrent le nœud sur le vaisseau; le chirurgien abandonne alors la pince; plus libre de ses mouvements, il assure la

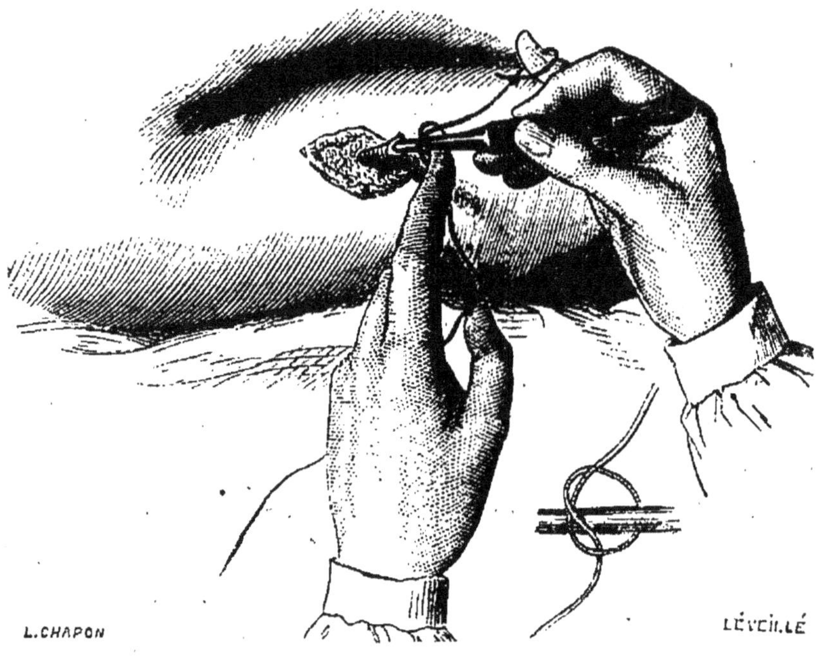

Fig. 37. — Manière de jeter une ligature sur une artère,
à la surface d'une plaie, quand on est sans aide.

constriction et l'arrête par un second nœud (fig. 37).

Ligature indirecte des artères. — La ligature *indirecte*, celle qui se pratique sur le vaisseau en un point plus ou moins éloigné de la lésion, doit toujours être faite *à une distance des collatérales supérieures d'autant plus grande que ces collatérales sont plus volumineuses.*

Le chirurgien reconnaît tout d'abord la *position*

de l'artère; il est guidé dans cette recherche: 1°
par les pulsations du vaisseau ; 2° par le relief de
ses *muscles satellites;* 3° par les lignes fictives qui
retracent sa direction.

L'opération comprend cinq temps :

1er *Temps.* — *Incision de la peau,* en général
parallèle à la direction de l'artère; sa longueur
est en rapport avec la profondeur du vaisseau,
c'est-à-dire avec l'épaisseur des parties à diviser
pour découvrir celui-ci.

2° *Temps.* — *Incision de l'aponévrose d'enveloppe,*
sur la sonde cannelée : on soulève légèrement
avec les pinces l'aponévrose vers l'un des angles
de l'incision cutanée, et, avec la pointe du bistouri,
on pratique une petite boutonnière, qui livre
passage à la sonde.

3° *Temps.* — *Recherche de l'artère :* Le chirurgien écarte les fibres musculaires et déchire les
trames celluleuses avec le bec de la sonde cannelée ; il n'emploie le bistouri qu'avec une extrême prudence : il ne va pas droit au vaisseau,
mais successivement d'un *point de ralliement* (muscle, nerf ou veine) à un autre point de ralliement,
de manière à savoir toujours « où il en est, quel
chemin il a fait, quel chemin reste à faire... »

4e *Temps.* — *Isolement de l'artère :* La plupart des
auteurs conseillent de déchirer la gaîne cellulo-
fibreuse qui entoure le vaisseau avec la sonde
cannelée. Pour Bérard et Denonvilliers, voici
comment il faut dénuder l'artère : « On saisit

avec des pinces à dissection la gaîne de l'artère dans le centre de la plaie ; on soulève doucement celle gaîne, et avec le bistouri on la coupe, en dédolant, dans l'étendue de 1 à 2 centimètres au plus. Dès que la gaîne est incisée, on glisse entre elle et l'artère une sonde cannelée à pointe mousse. Pour cela, chacune des lèvres de la plaie faite à la gaîne du vaisseau est successivement saisie et écartée avec les pinces à dissection, en sorte que la dénudation se fait des deux côtés et en arrière, avec d'autant plus de facilité que la gaîne des vaisseaux n'est unie à l'artère que par un tissu cellulaire assez lâche. La sonde cannelée, tenue comme une plume à écrire, subit des mouvements légers de va-et-vient, de manière à décoller peu à peu l'artère, et à passer au-dessous d'elle. A mesure que ce décollement s'opère, on abaisse de plus en plus la sonde, et son bec, s'inclinant par degrés sous la face profonde du vaisseau, vient bientôt faire saillie du côté opposé, où le médius et l'indicateur gauches ont soin de préserver les parties importantes. (*Comp. de chir. prat.*)

5e *Temps*. — *Ligature :* Un fil de lin ciré, préparé à l'avance, est enfilé dans le chas d'un stylet aiguillé, que la sonde cannelée conduit sous l'artère. Après quoi, on retire les deux instruments, en laissant le lien : celui-ci soulève l'artère, est serré autour d'elle par un premier nœud, puis par un second, qu'on assure avec l'extrémité des doigts indicateurs, portés jusqu'au fond de la plaie.

ART. ?. — LIGATURE DES PRINCIPALES ARTÈRES.

1° Carotides.

L'artère *carotide primitive* occupe, au cou, la région sous-hyoïdienne latérale (carotidienne, sterno-mastoïdienne de Richet). Renfermée dans une gaîne commune avec la *veine jugulaire interne*, qui longe son côté *externe*, mais tend à la recouvrir antérieurement, et le *nerf pneumogastrique*, qui est situé *entre les deux vaisseaux* et généralement un peu *en arrière*, elle est comme accolée à la trachée, au fond d'un vaste triangle limité : 1° en haut, par le bord inférieur de la mâchoire ; 2° en arrière et en dehors, par le sterno-cléido-mastoïdien ; 3° en avant et en dedans, par les sterno hyoïdien et thyroïdien. Ce triangle est subdivisé en deux triangles secondaires par le scapulo-hyoïdien, obliquement dirigé de bas en haut, de dehors en dedans et d'arrière en avant : le supérieur est appelé *omo-hyoïdien*, l'inférieur *omo-trachéal*.

a. — *Ligature de la carotide primitive dans le triangle omo-hyoïdien* (lieu d'élection) : Le malade est couché sur le dos, la poitrine élevée, la tête renversée en arrière et inclinée du côté sain ; le chirurgien se place du côté de la lésion, reconnaît la saillie du *sterno-cléido-mastoïdien, muscle satellite superficiel*, et, lorsque celle-ci n'existe pas, trace une ligne fictive de l'apophyse mastoïde à l'extrémité interne de la clavicule.

1er Temps. — *Incision de la peau*, sur la ligne

fictive que nous venons d'indiquer, ou le long du bord interne du sterno-cléido-mastoïdien ; elle mesure 7 ou 8 centimètres (son point de départ ou son point d'arrivée est au niveau du cartilage cricoïde).

2° Temps. — Incision du fascia superficialis et du peaucier, du feuillet antérieur de l'aponévrose du muscle sterno-cléido-mastoïdien, reconnaissable à la direction de ses fibres, oblique en haut, en dehors et en arrière.

3° Temps : On fait écarter en dehors le sterno-mastoïdien ; on divise, sur la sonde cannelée, le feuillet postérieur de sa gaîne, la trame cellulo-fibreuse de support et d'enveloppe des muscles sterno-hyoïdien, sterno-thyroïdien et scapulo-hyoïdien ; on porte en dehors ou en dedans ce dernier muscle (qu'on divise pour peu qu'il gêne, Vidal) ; on cherche l'artère vers la trachée, sous le *sterno-thyroïdien, muscle satellite profond.*

4° Temps : On ouvre la gaîne du vaisseau « le plus près possible de la trachée, » on glisse la sonde cannelée au côté externe de l'artère, en dedans de la veine, en dedans et en avant du nerf pneumogastrique.

5° Temps. — Ligature.

b. — Ligature de la carotide primitive dans le triangle omo-trachéal (lien de nécessité) : L'incision doit suivre la partie inférieure du bord interne du sterno-cléido-mastoïdien, dans une étendue de 4 ou 5 centimètres, puis se diriger en dehors dans une étendue de 3 à 2 centimètres : elle décrit un

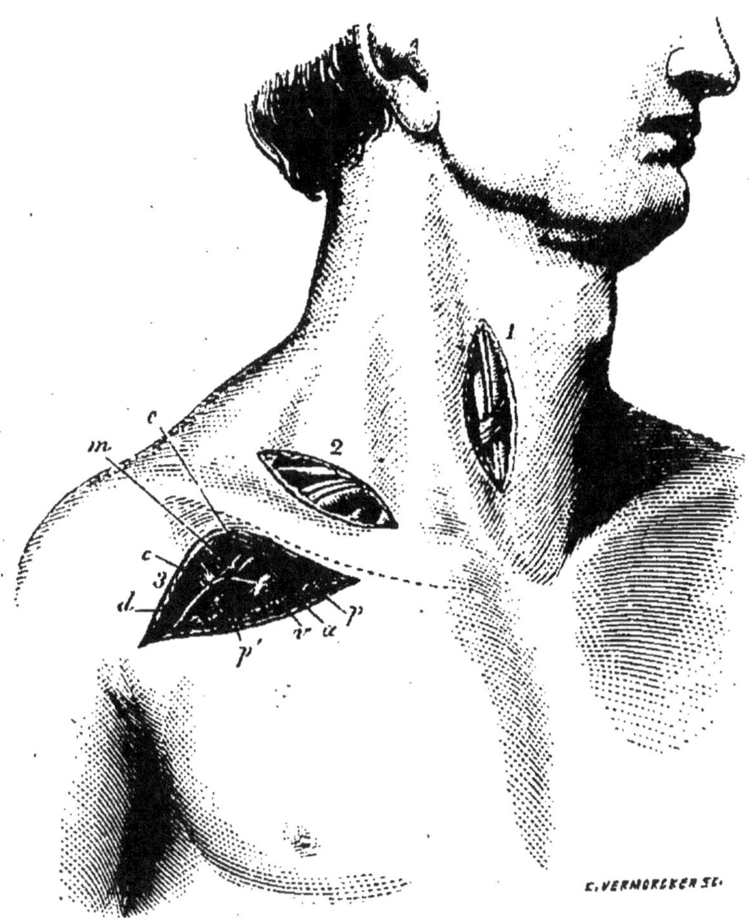

Fig. 38. — Ligature des artères carotide primitive,
sous- clavière et axillaire (*).

(*) 1. Ligature de l'artère carotide primitive (le muscle omo-hyoïdien
traverse l'incision qui découvre l'artère). — 2. Ligature de l'artère sous-
clavière en dehors des scalènes. — 3. Ligature de l'artère axillaire dans
le triangle clavi-pectoral (procédé de Marcellin Duval : *d*, deltoïde ;
p, grand pectoral (incisé) ; *p'*, petit pectoral ; *e*, étui fibreux du sous-
clavier et fibres ligamenteuses qui en émanent (incision en ⌐ du 5e temps) ;
m, nerf médian ; *v*, veine axillaire, portée en bas et en dedans, avec la
veine céphalique *c*, pour bien montrer l'artère *a*.

_l, dont l'angle arrondirépond à la ligne médiane, et découvre le faiseau sternal du muscle satellite superficiel, faisceau qu'on a tout avantage à diviser (Malgaigne, Marcellin Duval).

La *ligature des artères carotides externe et interne*, près de leur origine (niveau du bord supérieur du cartilage thyroïde), s'exécute par le même procédé que celle de la carotide primitive dans le triangle omo-hyoïdien, seulement on pratique l'incision des parties molles un peu plus haut. Le chirurgien doit avoir bien présente à l'esprit la disposition des deux branches artérielles : la carotide externe est d'abord interne et antérieure, par rapport à la carotide interne ; elle n'est vraiment externe qu'à partir de l'angle maxillaire.

2° Sous-clavière.

Les deux *sous clavières*, une fois engagées entre les scalènes, ont un trajet semblable ; elles décrivent une courbe à concavité inférieure, de la première côte à la clavicule.

Entre les scalènes, l'artère sous-clavière est en rapport : *en avant,* avec le *scalène antérieur,* qui la sépare de la *veine sous-clavière; en arrière et en haut,* avec le *plexus brachial; en bas,* avec la *première côte,* qui présente, pour l'insertion du scalène antérieur, un *tubercule* saillant, *en dehors duquel* se trouve le vaisseau.

En dehors des scalènes, l'artère est située dans

le creux sus-claviculaire, limité en avant par le sterno-mastoïdien, en arrière par le trapèze, et en bas par la clavicule. Elle répond, *en avant*, à la *veine sous-clavière* et au muscle sous-clavier, qui la séparent de la clavicule ; *en arrière et en haut*, au *plexus brachial;* elle est recouverte par le peaucier et l'aponévrose cervicale.

a. — *Ligature entre les scalènes :* L'épaule du côté malade est portée en bas et un peu en avant, la tête tournée du côté sain.

1er *Temps.*— *Incision de la peau,* un peu au-dessus et selon la direction de la clavicule ; elle s'étend du bord antérieur du trapèze, au faisceau claviculaire du sterno cléido-mastoïdien, sur lequel elle empiète.

2e *Temps.* — *Incision du fascia superficialis et du peaucier :* L'indicateur reconnaît le tubercule de la première côte ; il importe de bien *mettre à nu le scalène antérieur*, et, pour cela, il ne faut pas hésiter à diviser le faisceau externe du sterno-cléido-mastoïdien (Malgaigne, Marcellin Duval) : on aperçoit alors la veine jugulaire interne, le confluent de ce vaisseau et de la veine sous-clavière, le nerf diaphragmatique, situé à la partie antéro-interne du scalène antérieur.

3e *Temps.* — *Division du scalène antérieur,* sur la sonde cannelée et *du bord interne au bord externe du muscle,* afin d'éviter la lésion du nerf diaphragmatique et celle de l'artère scapulaire postérieure, qui croise la sous-clavière à sa partie supérieure et en des points variables (Marcellin Duval).

4ᵉ Temps : L'artère est découverte par le temps qui précède ; on passe la sonde et le stylet sous le vaisseau, *de dehors en dedans.*

5ᵉ Temps. — Ligature.

b. — Ligature en dehors des scalènes. — 1ᵉʳ Temps : Incision de la peau, simple (parallèle ou perpendiculaire à la clavicule) ou composée (en ⊥), dans le triangle sus-claviculaire. — *2ᵉ Temps :* incision du fascia superficialis, du peaucier et de l'aponévrose cervicale superficielle, sur la sonde cannelée ; on déchire, avec le bec de l'instrument, les trames cellulo-adipeuses ; on écarte les veines, les artères cervicale transverse superficielle et scapulaire supérieure, si elles se présentent de manière à gêner : pendant ce deuxième temps, on reconnaît : 1° le bord externe du sterno-mastoïdien ; 2° la veine jugulaire externe ; 3° le bord externe du scalène antérieur ; 4° le tubercule costal, en dehors duquel est l'artère. Les autres temps n'offrent rien de remarquable : l'artère est découverte entre la veine sous-clavière et les nerfs du plexus brachial, contournée par le stylet d'avant en arrière et de dedans en dehors.

3° Axillaire.

La direction de cette artère est celle d'une ligne étendue de l'union du tiers externe avec le tiers moyen de la clavicule au côté interne du col huméral, au niveau du bord inférieur du muscle grand pectoral.

La *veine* est placée *en avant et en dedans*, puis *en dedans* de l'artère.

Les rapports du vaisseau avec les nerfs sont assez complexes : 1° à sa partie supérieure, *l'artère* est *en dedans et en avant du plexus brachial ;* 2° à sa partie moyenne, elle est comprise entre les deux branches du *médian ;* 3° à sa partie inférieure, elle est *en arrière et en dedans du médian, en arrière et en dehors du cubital, en avant et en dehors du cutané interne, en avant du radial.*

a. — *Ligature au-dessus du muscle petit pectoral dans le triangle clavi-pectoral.*

Le *procédé ordinaire* consiste à découvrir l'artère par une incision rectiligne, parallèle à la clavicule, et située à 2 centimètres au-dessous de cet os. De ce procédé, Velpeau a dit, *qu'il l'avait longtemps cru le meilleur, mais qu'il avait fini par le considérer comme le plus difficile sur l'homme vivant.*

Le *procédé de Marcellin Duval* doit s'exécuter, au contraire, avec une grande facilité, sur le cadavre, comme sur le vivant. Il repose sur des données anatomiques très-simples : la *veine céphalique* est prise comme *point de départ* de l'opération : elle conduit à la veine axillaire ; l'aponévrose de ce nom une fois divisée, 1° dans sa portion *coracoclaviculaire (ligament coraco-claviculaire interne)* et 2° dans sa portion *axillaire*, laisse écarter la veine principale et découvrir l'artère dans une assez large étendue. On rencontre successivement : 1° la peau, le tissu cellulaire, le fascia superficialis, le peaucier et les rameaux sus-claviculaires du plexus cervical ; — 2° le grand pectoral, avec le feuillet antérieur et le feuillet postérieur de sa gaîne ; — 3° une couche fibro-celluleuse, ordinairement adipeuse et jaunâtre, contenant les vaisseaux acromiaux et thoraciques supérieurs, ainsi que les ramifications nerveuses qui les accompagnent ; — 4° l'aponévrose axillaire, le sous-clavier et le petit-pectoral (qui limitent la région en haut et en bas) ; — 5° les vaisseaux axillaires et thoraciques inférieurs, les nerfs du plexus brachial, des ganglions lymphatiques et du tissu cellulo-adipeux.

Le malade est placé dans le décubitus dorsal, le moignon de l'épaule un peu relevé et porté en arrière, le bras en légère abduction.

1er *Temps.* — a. *Incision de la peau :* Elle commence à 3 ou 4 centimètres en dehors de l'articulation sterno-claviculaire, suit le bord inférieur de la clavicule jusqu'à un 1 centimètre au delà de l'espace deltoïdo-pectoral, se recourbe alors pour descendre, parallèlement à cet espace, sur une longueur de 3 à 4 centimètres. — b. *Incision du fascia superficialis et du peaucier* dans la direction de l'incision cutanée.

2e *Temps :* On procède, de dehors en dedans, ou du deltoïde vers le grand pectoral, à la recherche de la *veine céphalique*, que loge l'intervalle de ces deux muscles : on la suit de bas en haut jusqu'auprès de la clavicule, où elle disparaît sous la portion claviculaire du grand pectoral pour contourner le bord inférieur du sous-clavier, percer l'aponévrose et se jeter dans la veine axillaire. Dans ce temps, il faut agir surtout avec le manche du scalpel et ne porter la pointe sur l'interstice musculaire qu'avec précaution.

3e Temps. — *Section*, sur la sonde cannelée, dans l'étendue que l'incision cutanée a mise à découvert, *de la portion claviculaire du grand pectoral*, en évitant la veine céphalique et en rasant la clavicule. Si le sujet est très-vigoureux, on divise de dehors en dedans la plus grande partie des fibres musculaires; puis on achève la section du muscle, sur la sonde cannelée, glissée sous les fibres profondes, au-dessus de la céphalique et aussi près que possible de la clavicule.

4e Temps : On abaisse la veine céphalique, et, s'il y a lieu, les vaisseaux acromiaux proprement dits ; si ces derniers gênaient trop, on pourrait les couper et les lier.

5e Temps. — a. *Incision transversale de 3 centimètres sur le feuillet antérieur de l'aponévrose du sous-clavier*, au-dessus de la veine céphalique et de son embouchure dans la veine axillaire, aussi près que possible de la face inférieure de la clavicule. — b. *Section*, sur la sonde cannelée et au-dessus de la céphalique, *du ligament coraco-claviculaire interne*, ligament constitué par des fibres très-fortes qui, de la face inférieure de la clavicule et de l'aponévrose du sous-clavier, se dirigent horizontalement en dehors, pour s'insérer au bord interne et à la face supérieure de l'apophyse coracoïde : on coupe ce ligament d'avant en arrière et de bas en haut, jusqu'à la rencontre de l'incision transversale pratiquée sur l'étui fibreux du sous-clavier. Il résulte de ces deux incisions un petit lambeau en ⌐, qu'il est facile d'abaisser avec la veine axillaire.

6ᵉ *Temps*. — *a*. L'extrémité de la sonde cannelée porte en bas et en dedans la veine axillaire, qui, privée de ses soutiens aponévrotiques, se laisse entraîner avec tout le système veineux annexe (on obtient plus simplement le même résultat, en refoulant la céphalique du côté interne). — *b*. On reconnaît la *racine externe* ou *antérieure du nerf médian : l'artère est en dedans et en arrière* (elle est *en dehors et en arrière de la veine*). — *c*. L'instrument conducteur du fil est passé de dedans en dehors, entre l'artère et la veine.

b. — *Ligature dans le creux axillaire :* L'artère est au côté interne du *coraco-huméral, muscle satellite*, dans la direction d'une ligne qui séparerait le tiers antérieur des deux tiers postérieurs du creux axillaire : le *nerf médian* est *en dehors et en avant*, la *veine en dedans*.

Bras dans l'abduction et relevé.

1ᵉʳ *Temps*. — *Incision cutanée* de 6 à 7 centimètres, longeant le bord interne du coraco-huméral et de même direction que l'artère.

2ᵉ Temps. — *Incision de l'aponévrose*, sur la sonde cannelée.

3ᵉ Temps : On reconnaît le coraco-huméral, puis le nerf médian, qui mènent à l'artère.

4ᵉ Temps : On contourne l'artère avec le stylet de dedans en dehors et d'arrière en avant.

Il convient de ne pas oublier que la veine axillaire est ici très-superficielle : c'est le dernier élément que l'on doit rencontrer en procédant méthodiquement, d'avant en arrière et de dehors en dedans ; c'est le premier qui s'offre au bistouri, si on néglige d'aller du muscle satellite au nerf satellite et de celui-ci à l'artère.

4° Humérale.

L'artère est au côté interne du *biceps*, son *muscle satellite ;* elle est flanquée de deux veines ; le *nerf médian* est *en avant,* puis *en dedans.*

a. — *Ligature à la partie moyenne du bras :* On divise la peau le long du bord interne du biceps, puis l'aponévrose brachiale ; on reconnaît le nerf médian, qui conduit à l'artère : celle-ci est séparée de ses veines satellites avec le bec de la sonde cannelée et liée.

b. — *Ligature au pli du bras.* — *1ᵉʳ Temps :* Incision de la peau dans la direction d'une ligne qui part du bord interne du biceps et se termine au milieu du pli du bras, ou le long du bord interne du tendon du biceps, autant que possible en dehors des veines médiane basilique et basilique (Marcellin Duval). — 2e *Temps :* Incision de l'aponévrose brachiale et de l'expansion aponévrotique du biceps, sur la sonde cannelée. — L'artère apparaît alors, et il n'est nécessaire d'aller reconnaître le nerf médian que si l'on éprouve de l'hésitation à lier, sans contrôle, le vaisseau mis à découvert.

5° **Cubitale.**

Son trajet est figuré, supérieurement, par une ligne étendue du milieu du pli du bras à l'union du tiers supérieur avec le tiers moyen du cubitus ; il est ensuite représenté par une ligne tirée de la tubérosité interne de l'humérus au côté externe du pisiforme.

Située sous l'aponévrose antibrachiale *profonde*, l'artère est d'abord recouverte par les muscles rond pronateur, fléchisseur superficiel et cubital antérieur, puis comprise entre ces deux derniers ; elle a deux veines satellites ; le *nerf médian*, à la partie supérieure, de l'avant-bras, est *en dedans et en avant* de l'artère ; à la partie inférieure, il est *en dehors ;* le *nerf cubital* est *en dedans.*

a. — *Ligature à la partie moyenne :* Incision de la peau dans la direction d'une ligne prolongeant le bord externe du tendon du cubital antérieur ; chercher l'interstice du cubital antérieur et du fléchisseur sublime : cet interstice ouvert, diviser l'aponévrose profonde, reconnaître le nerf cubital, qui conduit à l'artère.

Fig. 39. — Ligature des artères humérale, cubitale et radiale (*).

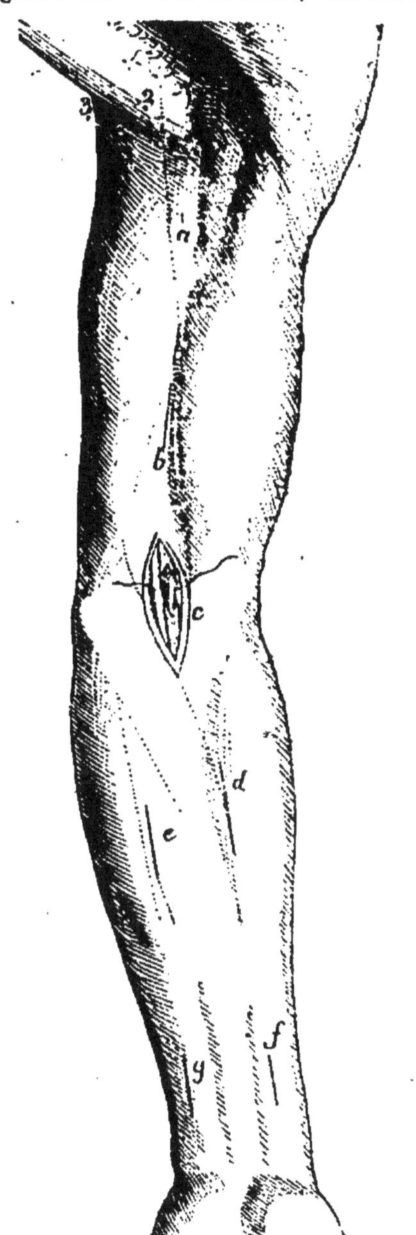

(*) L'artère humérale, à la partie moyenne du bras, correspond au

b. — *Ligature à la partie inférieure :* Incision à quelques millimètres en dehors et dans la direction du tendon du cubital antérieur : elle comprend la peau et le tissu cellulaire sous-cutané, l'aponévrose superficielle et l'aponévrose profonde. — En procédant de dedans en dehors, on trouve : 1° le tendon du cubital antérieur ; 2° le nerf cubital ; 3° l'artère entre ses deux veines satellites ; 4° les tendons du fléchisseur superficiel.

6° Radiale.

A sa partie supérieure, l'artère est logée au fond de l'interstice des muscles épitrochléens et du long supinateur, recouverte par ce dernier muscle ; à sa partie inférieure, elle est située entre les tendons du long supinateur et du grand palmaire. Comme l'humérale et la cubitale, elle a deux veines satellites. Le *nerf radial* est *en dehors.*

a. — *Ligature à la partie supérieure ou moyenne :* En incisant la peau dans la direction d'une ligne étendue du milieu de l'espace compris entre les tendons du grand palmaire et du long supinateur au milieu du pli du bras, on tombe sur l'interstice musculaire qui recèle l'artère.

b. — *Ligature à la partie inférieure :* On trouve l'artère avec la plus grande facilité au côté externe

point de rencontre des sommets des triangles *a* et *b* ; — *c*, ligature de l'humérale au pli du bras ; — *d*, *e*, *f*, *g*, tracés des ligatures de la radiale et de la cubitale (Vidal).

du tendon du grand palmaire, sous l'aponévrose (un seul feuillet à diviser).

Règle pratique, relative aux hémorrhagies des artères de la main :

A la main, les artères sont fournies par deux arcades, largement anastomosées, l'une superficielle, qui est la continuation de l'artère cubitale; l'autre profonde, qui est la continuation de l'artère radiale.

Lorsque les artères palmaires ont été divisées, il faut lier les deux bouts dans la plaie. Si cette opération est impossible, après avoir essayé tous les moyens hémostatiques de quelque énergie, on ne doit compter ni sur l'efficacité de la ligature isolée de la radiale ou de la cubitale, ni même sur celle de la ligature simultanée de ces deux artères, à cause des anastomoses que ces vaisseaux présentent entre eux, à des hauteurs susceptibles de nombreuses variations. On est souvent forcé de remonter jusqu'à l'humérale; encore peut-on éprouver un nouvel insuccès, en pratiquant la ligature de cette artère à sa partie inférieure, si l'humérale se bifurque prématurément ou communique avec ses branches terminales par des anastomoses un peu élevées.

On peut donc établir cette règle:

Dans les hémorrhagies artérielles de la paume de la main, dont on ignore la source, et que le perchlorure de fer, la flexion de l'avant-bras sur le bras, la compression directe modérée n'ont pu arrêter, si la compression indirecte sur la radiale et sur la cubitale échoue, mais si la compression indirecte sur la partie inférieure de l'humérale réussit, il y a lieu de faire la ligature de l'humérale au pli du bras.

Si la compression indirecte sur la partie inférieure de l'humérale échoue, il y a lieu de faire la ligature de cette artère à sa partie supérieure (1).

7° Iliaques.

Les *artères iliaques primitives*, formées par la bifurcation de l'aorte au niveau du bord inférieur de la 4ᵉ vertèbre lombaire, reposent sur le côté externe de la 5ᵉ vertèbre lombaire et le côté interne des psoas. Elles sont recouvertes par les artères et les veines spermatiques, par de nombreux ganglions et vaisseaux lymphatiques, et enfin par le péritoine, qui leur est uni au moyen d'un tissu cellulaire lâche.

Les *veines iliaques primitives* sont *en arrière et en dedans;* mais, comme elles se jettent dans la veine cave inférieure à droite de l'aorte, la veine du côté gauche se trouve à la fois en rapport avec les deux artères, et répond, supérieurement, à la face postérieure de l'artère iliaque primitive droite.

Les artères iliaques primitives se divisent en

______

(1) Marcellin Duval donne le conseil de ne jamais omettre l'expérience de la compression indirecte de la radiale, de la cubitale et de l'humérale, avant de recourir à la ligature de cette dernière. (*Traité de l'hémostasie.*)

deux branches au niveau de l'articulation sacro-vertébrale.

L'*artère iliaque externe* se porte en bas, en avant et en dehors, jusqu'au milieu de l'arcade de Fallope, où elle prend le nom de fémorale. Elle repose sur le fascia iliaca; est croisée, *en haut*, par l'uretère; est recouverte, *en dehors*, par l'iléon (à droite) et par l'S iliaque du côlon (à gauche), *en dedans*, par le péritoine. La *veine* est *en dedans* et *en arrière*, le *nerf crural* est *en dehors*.

L'*artère iliaque interne* ou hypogastrique se porte en bas et en avant, et se divise, après un court trajet, en nombreux rameaux destinés aux parois ou aux organes du bassin.

Le même procédé de ligature est applicable aux artères iliaques primitives, externes et internes.

1er *Temps*. — *Incision de la peau :* — a. *rectiligne*, *oblique en bas et en dedans*, parallèle au ligament de Fallope et perpendiculaire au vaisseau : elle est généralement située à 2 centimètres au-dessus de l'arcade, longue de 8 à 10 centimètres, et s'arrête en deçà de la ligne fictive qui représente la direction de l'artère (pour éviter la lésion de l'épigastrique); — b. *rectiligne, oblique en bas et en dehors*, parallèle au vaisseau et presque perpendiculaire à l'arcade ; — c. *rectiligne, parallèle à la ligne blanche et tombant sur le milieu de l'arcade crurale ;* — d. *curviligne :* c'est la forme qui découvre le mieux l'artère iliaque primitive, l'artère iliaque interne, et l'artère iliaque externe vers son origine. Marcellin Duval, combinant les incisions d'Abernethy et d'A. Cooper, conseille l'incision suivante : « Si l'on veut lier l'iliaque externe, l'incision commence à un travers de doigt au-dessus et à deux grands travers de doigt en dedans (4 centimètres environ) de l'épine iliaque antéro-supérieure. S'il s'agit de lier l'iliaque interne ou l'iliaque primitive, l'incision partira de trois travers de doigt *au-dessus*, et passera à trois travers de doigt *en dedans* de cette éminence. Dans tous les cas, elle se dirige obliquement de haut en bas et de dedans en dehors, et suivant une ligne fictive dont l'extrémité supérieure passerait à 4 centimètres en dehors de l'ombilic. Arrivée à un grand travers de doigt au-dessus du ligament de Fallope, l'incision s'arrondit, en continuant à descendre jusqu'au bord supérieur de ce ligament, se recourbe en dedans pour suivre ce bord, et se termine à un grand travers de doigt au delà du côté interne de l'iliaque externe. »

2ᵉ *Temps.*—a. *Incision du tissu cellulaire et du fascia superficialis*, et ligature ou torsion des artérioles divisées pendant cette première partie du second temps ; — b. *Incision de l'aponévrose du grand oblique*, sur la sonde cannelée. Ces incisions, comme celles qui vont suivre, sont pratiquées dans la direction de l'incision cutanée.

3° *Temps.* — a. *Incision des fibres des muscles petit oblique et transverse ;* — b. *Incision du fascia transversalis*, sur la sonde cannelée.

4e *Temps : décoller le péritoine*, en le portant en haut et en dedans; *reconnaître l'artère (veine en dedans, nerf crural en dehors).*

5e *Temps :* ligature.

8° Fémorale.

Elle s'étend de l'arcade de Fallope à l'anneau du troisième adducteur : sa direction est représentée par une ligne tirée du milieu de l'arcade au bord interne du fémur, un peu au-dessous de son tiers moyen : elle est donc oblique en bas, en dedans et en arrière.

L'artère est contenue dans une gaîne aponévrotique très-forte, et est accolée à sa *veine* satellite, qui se trouve *en dedans* et un peu *en arrière ;* — le *nerf crural* est *en dehors*, le *nerf saphène interne*, d'abord *en dehors*, croise l'artère *en avant*, vers sa partie inférieure ; le *nerf accessoire* du saphène interne est *en dehors*, puis *en avant*, et enfin *en dedans*.

L'artère est sous l'aponévrose fémorale, qui forme la paroi antérieure de sa gaîne. Dans le triangle de Scarpa, elle est en dedans du *couturier*, *muscle satellite ;* immédiatement au-dessous du triangle, elle répond à la face postérieure du muscle, et plus bas à sa partie postérieure externe.

a. — *Ligature à la partie supérieure*, vers le sommet du triangle de Scarpa. L'incision de la peau doit longer le bord interne du couturier, ou, si le relief

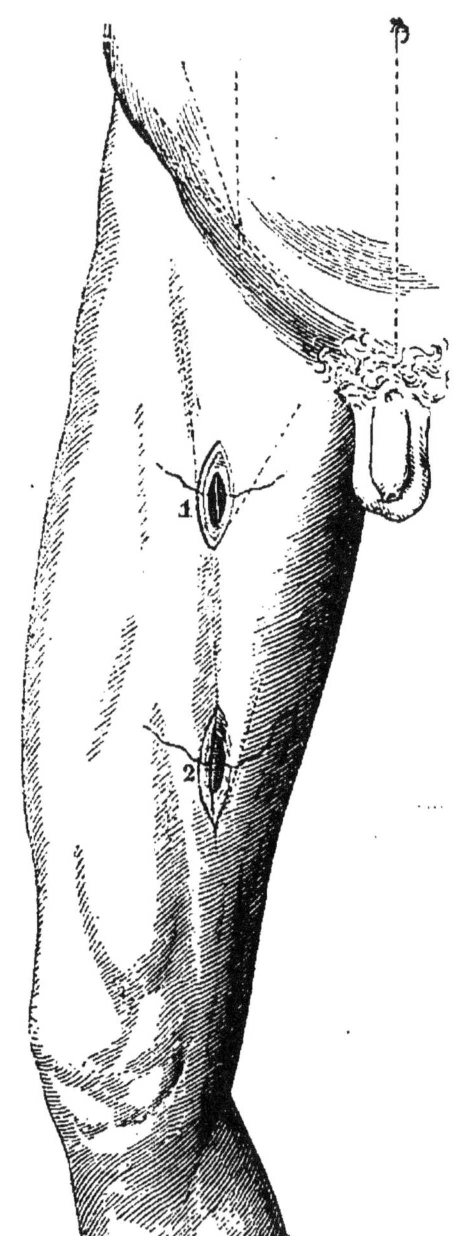

Fig. 40. — Ligature de la fémorale (*).

(*) Les lignes au pointillé, tracées au-dessus de l'arcade crurale, indiquent la direction de quelques-unes des incisions pratiquées dans la
ligature des artères iliaques. (Vidal.)

de ce muscle est peu accusé, suivre une ligne fictive qui représente la direction de l'artère : il faut
prendre garde à la veine saphène, qu'il convient
de ménager. Pour éviter toute cause d'erreur, il
est bon de diviser le feuillet antérieur de la gaîne
du couturier, de manière à reconnaître ses longues
fibres, obliques en bas et en dedans ; l'aponévrose
fémorale coupée sur la sonde cannelée, le couturier porté en dehors, on découvre le faisceau vasculaire et nerveux. — Incision de la gaîne des
vaisseaux et ligature de l'artère.

b. — *Ligature à la partie inférieure.* « Plus on
descend, plus le vaisseau devient profond, plus le
canal qui le renferme se rétrécit ; plus le faisceau
vasculaire et nerveux se resserre. De là une opération plus longue, plus difficile. » (Vidal.) L'incision de la peau suit le bord interne du couturier,
comme dans la ligature de la fémorale à sa partie
supérieure. Marcellin Duval signale trois écueils :
1° on peut manquer le couturier, en tombant *trop
en dedans ou trop en dehors;* 2° on peut manquer
l'artère ; 3° la veine peut être blessée lors du passage du fil.

« 1° Il importe, avant tout, de se rappeler que le
couturier est un muscle rubané, que ses fibres sont
parallèles, obliqués de haut en bas, de dehors en
dedans, sans mélange de graisse, etc... Si l'on
tombe trop en dedans, sur le premier adducteur
ou sur l'interstice qui le sépare du droit interne,
on reconnaîtra ce dernier, à ses fibres verticales,

et le premier, à ses fibres obliques de haut en bas, de dedans en dehors, et divergeant du sommet à la base du muscle. Le scalpel a-t-il mis à découvert la portion interne du triceps? On aperçoit des fibres obliques de haut en bas, de dedans en dehors et d'arrière en avant : elles sont disposées par faisceaux que sépare dù tissu cellulaire plus ou moins adipeux, faisceaux qui font quelquefois hernie à travers les bords de la plaie.

« 2° Après avoir soulevé ou renversé le couturier, on dirigera ses recherches vers le *fémur*, c'est-à-dire en arrière et *en dehors*, et non directement en arrière, en passant à côté de l'os. On s'arrête lorsque l'indicateur gauche appuie plus ou moins médiatement sur le fémur : il est rare qu'on ne rencontre pas alors les vaisseaux.

« 3° Il est évident que, pour éviter de blesser la veine, dont les adhérences à l'artère sont *intimes*, on doit séparer les deux vaisseaux lentement et avec les plus grandes précautions. » (*Tr. de l'hémostasie.*)

9° Poplitée.

En pratiquant une incision de 12 centimètres sur la ligne médiane du creux poplité, et en procédant *de dehors en dedans et de haut en bas* (nous supposons le sujet couché sur le ventre), on rencontre : 1° la veine saphène externe, sous la peau ; 2° le nerf ; 3° la veine et 4° l'artère poplités, sous l'aponévrose.

10° Tibiale antérieure et Pédieuse.

Tibiale antérieure. — Une ligne partant du milieu de l'espace qui sépare la tête du péroné de la crête du tibia et aboutissant au milieu du cou-de-pied, indique le trajet de l'artère : le vaisseau, situé entre deux veines, en dedans, puis en dehors du nerf, répond à l'interstice des muscles jambier antérieur et extenseur du gros orteil et de l'extenseur commun (c'est le premier interstice qu'on rencontre, en allant de la crête tibiale vers le péroné).

Pédieuse. — Une ligne étendue du milieu du cou-de-pied à la partie postérieure du premier espace interosseux, donne la direction de l'artère, qui longe le bord interne du muscle pédieux. Pour découvrir le vaisseau, il faut diviser une double couche fibreuse.

11° Tibiale postérieure.

a. — *Au tiers moyen de la jambe,* l'artère est parallèle au bord interne du tibia et située à 15 ou 18 millimètres en dehors; elle est recouverte par les feuillets aponévrotiques profond et superficiel.

b. — *Derrière la malléole interne,* l'artère est à peu près parallèle au bord postérieur de cette malléole, située en arrière de la gaîne des tendons du long fléchisseur commun et du jambier postérieur, recouverte par l'aponévrose à fibres transversales, désignée sous le nom de ligament annulaire interne du tarse. Le *nerf* est *en dehors et en arrière.*

L'incision est faite au milieu de l'espace qui sépare la malléole du tendon d'Achille, suivant une courbe parallèle au bord postérieur de la malléole. On recherche le vaisseau d'avant en arrière et de dedans en dehors, c'est-à-dire de la malléole vers le tendon d'Achille.

12° Péronière.

On ne songe guère à la lier qu'à l'endroit où le soléaire s'isole des jumeaux, un peu au-dessous de la partie moyenne de la jambe. Là, elle longe la face postérieure du péroné, entre les fibres du muscle fléchisseur du gros orteil, ou entre ce muscle et le jambier postérieur.

Incision à 4 millimètres en arrière du bord externe du péroné, parallèle à cet os, et longue de 7 à 8 centimètres : elle intéresse la peau et l'aponévrose superficielle. — On décolle et on repousse en dedans le bord externe du soléaire, en dehors le long péronier latéral ; on découvre le bord externe du péroné, puis la face postérieure de l'os, où s'insère le fléchisseur propre du gros orteil ; on détache ce muscle, qu'on rejette en dedans après avoir incisé l'aponévrose profonde, qui revêt sa face antérieure : l'artère est au côté interne du muscle. (Malgaigne.)

DEUXIÈME SECTION

CHIRURGIE SPÉCIALE

CHAPITRE I

Du traitement des blessures des principales régions.

Art. 1. — DU TRAITEMENT DES BLESSURES
DE LA TÊTE.

1° Blessures du crâne.

Elles intéressent les téguments, les os, les organes contenus dans la cavité encéphalique.

a. — Les *parties molles* qui revêtent le crâne sont remarquables par leur richesse en vaisseaux et en nerfs. A la *région occipito-pariéto-frontale*, elles forment deux couches, l'une superficielle, à éléments très-intimement unis, constituée par la *peau*, le *tissu cellulo-graisseux sous-cutané*, le *muscle occipito-frontal* et l'*aponévrose épicrânienne;* l'autre profonde, constituée par un *tissu cellulo-lamelleux* très-lâche et le *périoste*. A la *région tem-*

porale, une troisième couche existe entre les précédentes, formée par le *muscle temporal* et les deux feuillets de l'*aponévrose temporale*.

Les *contusions* s'accompagnent souvent de bosses sanguines. Ces tumeurs ont pour siége habituel le tissu cellulaire sous-jacent à la peau ; elles simulent parfois une fracture des os, avec enfoncement, par la dépression de leur centre, la saillie et la dureté de leur circonférence, la sensation de crépitation à laquelle elles donnent lieu. Leur traitement ne diffère pas de celui que nous avons déjà exposé à l'article des blessures par instruments contondants (page 22).

Les *plaies* par instruments tranchants, et même les plaies contuses, sont fréquemment à lambeaux. Ces lambeaux, qui comprennent toute l'épaisseur de la couche superficielle et renferment de nombreux vaisseaux, sont dans les meilleures conditions de nutrition et par suite de réunion : il faut les réappliquer immédiatement, quelle que soit leur étendue, et maintenir le contact entre les parties divisées, à l'aide des bandelettes de diachylum ou des serre-fines. La suture ne sera employée que dans les plaies à lambeaux très-vastes, multiples, quand les autres moyens de réunion auront été jugés insuffisants, car elle n'est pas sans inconvénient, dans une région douée d'une sensibilité et d'une irritabilité aussi exquises que l'épicrânienne.

Les plaies du cuir chevelu les plus insignifianles peuvent être le point de départ d'érysipèles graves ; il importe donc de les surveiller avec soin.

b. — Les os sont fracturés directement ou in-directement :

Les *fractures directes* se produisent à l'endroit où agit le corps vulnérant.

1° Celles de la *table externe* revêtent la *forme esquilleuse* ou la forme de *fêlure.* — On doit tenter la réunion des parties molles. Si une portion d'os, séparée de la voûte du crâne, est restée adhérente aux téguments, il vaut mieux l'enlever que de s'exposer, en la conservant dans l'espoir d'une soudure, aux complications amenées par sa nécrose.

2° Dans les *fractures uniques des deux tables,* « les os n'ont pas abandonné leur niveau, et, par eux-mêmes, ils ne peuvent déterminer une compression. Mais il y a toujours eu alors plus ou moins de contusion, soit aux os, soit aux parties molles ; il y a eu plus ou moins de vaisseaux divisés, soit en dedans, soit au dehors de l'os ; de là des circonstances favorables à une inflammation plus ou moins prochaine, à une effusion de sang qui peut devenir cause de compression et d'inflammation. » (Vidal, *Path. ext.*) Quand il n'y a pas de plaie des téguments, le diagnostic de la fracture est fort difficile : on l'établit par l'appréciation de la nature, de la force et de la direction du corps vulnérant, de l'épaisseur et de la résistance de la partie frappée, de certains symptômes

9.

physiques et fonctionnels, tels que l'empâtement œdémateux perçu quelquefois au niveau de la lésion osseuse, la douleur locale, la perte de connaissance, etc... Quand il y a plaie des parties molles, l'extrémité de l'indicateur ou le stylet reconnaît la solution de continuité de l'os, qui se présente sous la forme d'une fissure à bords plus ou moins écartés. — Applications froides sur la tête, émissions sanguines, purgatifs; réunion avec les bandelettes des plaies tégumentaires.

3° Les *fractures multiples des deux tables* offrent d'importantes différences.

Si la fracture reste dans les limites de l'os frappé, elle s'accompagne de phénomènes cérébraux moins intenses que si elle s'étend au delà. Dans ce dernier cas, l'ébranlement est considérable : il y a contusion de l'organe encéphalique, rupture de nombreux vaisseaux, épanchement sanguin très-étendu ; le blessé succombe au bout de quelques instants, de quelques heures, ou demeure exposé aux dangers d'une inflammation terrible. — Applications froides sur la tête, émissions sanguines, purgatifs ; lorsqu'il y a mobilité prononcée d'un fragment, on peut l'enlever pour donner plus facile issue au sang répandu entre la dure-mère et la boîte osseuse.

Si la fracture est *avec enfoncement*, à la contusion du cerveau, à sa compression par le sang épanché, se joint l'action à la fois irritante et compressive des fragments osseux sur les méninges et l'organe qu'elles recouvrent. — Il faut essayer de relever les fragments avec l'élévatoire ou avec la spatule, et, si l'on échoue, recourir au trépan; mais il importe de ne pas oublier que l'indication à la trépanation est moins dictée par l'enfoncement lui-même que par les accidents qu'il détermine ou menace de provoquer : il n'y a pas lieu de pratiquer l'opération, s'il n'existe aucun symptôme de compression, si les fragments sont disposés de telle sorte qu'ils ne peuvent occasionner une vive inflammation.

Les *fractures indirectes* (par contre-coup; par irradiation, Aran, Richet) se produisent à une distance plus ou moins éloignée de l'endroit frappé. Elles s'observent à la base du crâne et plus particulièrement au rocher, à la suite de coups sur la voûte, de chutes sur le menton, les tubérosités ischiatiques ou les membres inférieurs. On les reconnaît à l'abolition ou à la diminution des facultés encéphaliques, à l'amaurose, à la surdité, à la paralysie de la face, à l'écoulement de sang ou de sérosité qui se fait par les oreilles et le nez, à l'ecchymose sous-conjonctivale palpébrale, à la sortie de la substance cérébrale par une ouverture naturelle ou accidentelle, en communication avec les fractures. — Émissions sanguines, purgatifs; applications froides sur la tête.

c. — Les blessures des *organes encéphaliques* sont généralement fort graves.

Les *plaies* du cerveau, lorsqu'elles n'atteignent

pas la partie centrale de l'organe et ne se rapprochent pas de sa base, peuvent être suivies de guérison. C'est principalement par l'ébranlement nerveux dont elles s'accompagnent et par les accidents inflammatoires consécutifs, qu'elles sont redoutables : aussi convient-il de diriger contre ces complications les moyens thérapeutiques. L'extraction des corps étrangers est formellement indiquée, à moins qu'il soit impossible de reconnaître leur siége avec précision, à la vue ou au toucher : elle se fait par la solution de continuité de la boîte crânienne ou par une ouverture de trépan.

La *contusion* du cerveau n'est pas sans analogie avec le ramollissement. Ces deux états, qui supposent la destruction et la disparition des éléments nerveux, sont remarquables par des symptômes communs, à aggravation progressive. Ils sont souvent masqués par des complications congénères : il n'est pas toujours facile de bien limiter la part symptomatique du ramollissement cérébral, de l'hémorrhagie et de l'inflammation qui l'ont provoqué ou qui l'accompagnent ; de même le diagnostic de la contusion peut demeurer très-obscur : au début, ses symptômes se confondent avec ceux de la commotion ; s'il y a compression, celle-ci domine la scène, et plus tard enfin se montre l'inflammation. Les signes physiques *seuls* permettent au médecin de reconnaître la contusion avec certitude, quand le cerveau est à découvert :

la substance cérébrale offre un piqueté manifeste, ou apparaît réduite en une sorte de bouillie rougeâtre, qu'entraîne un mince filet d'eau. —Applications froides sur la tête, sangsues aux mastoïdes, saignée du bras, purgatifs, sinapismes aux extrémités.

La *commotion*, a-t-on dit, est une compression subite, qui ne fait que passer. La symptomalogie de cet accident se rapproche singulièrement de celle de l'hémorrhagie cérébrale. Dans les expériences de Fano, réalisant tous les phénomènes de la commotion grave (perte subite de connaissance, abolition de la sensibilité et du mouvement ; pouls très-lent, mou, régulier ; parfois évacuations d'urine et de matières fécales involontaires : mort rapide ou retour graduel à la santé, sans conservation du souvenir de l'accident), *il y eut toujours épanchement sanguin*, constaté en quelque endroit de l'encéphale. — Les émissions sanguines ne doivent être employées que si le pouls a conservé ou repris de la force, et après essai des stimulants et des excitants (potion à l'eau de mélisse, vin chaud, inspirations de vinaigre ou d'ammoniaque, frictions alcoolisées sur la région précordiale, sinapismes, etc...) ; sangsues aux mastoïdes, purgatifs, lorsque le coma persiste.

La *compression* est produite par une esquille ou par un épanchement sanguin : sa symptomatologie se résume dans ces mots : suspension de l'innervation (intelligence, sensibilité, mouvement) persistant aussi longtemps que la cause qui occasionne la compression. Redresser ou enlever l'esquille, favoriser l'écoulement au dehors (ou la résorption) du liquide épanché, telle est la double indication à laquelle doit obéir le chirurgien, et que nous allons retrouver, à propos de l'opération du trépan.

Nous ne faisons que signaler la compression par épanchement purulent et l'inflammation, accidents toujours consécutifs et plus ou moins tardifs.

Trépanation. — Il y a indication de trépaner d'après deux conditions fondamentales, à savoir, *si les accidents bien localisés ou circonscrits persistent, et si les autres ressources restent impuissantes pour y remédier*, dans les cas suivants :

1° Dans les fractures de la voûte, avec esquilles ou enfoncement, lorsque la déchirure de la dure-mère ou la lésion du cerveau provoque des accidents graves et continus, sans que les tentatives de redressement par des moyens appropriés, mais différents de la trépanation, soient possibles ou efficaces.

2° Dans les fractures compliquées d'enclavement des corps étrangers dans l'épaisseur du crâne, ou de pénétration dans les couches superficielles du cerveau, avec persistance des accidents symptomatiques, si l'extraction de ces corps étrangers ne peut-être faite autrement.

3° Dans diverses lésions mécaniques de la tête, compliquées d'accidents cérébraux graves persistants (contusion, compression du cerveau, épanchement de sang ou de pus présumé circonscrit), pourvu que la lésion soit précise et que les autres moyens thérapeutiques soient demeurés impuissants (1).

Manuel opératoire. — Le malade est couché, la tête appuyée sur un plan solide et résistant, tel qu'une planche garnie d'un coussin ou d'un oreiller.

1ᵉʳ *Temps : incision et dissection des parties molles,* avec un fort scalpel ou bistouri. S'il existe une plaie des téguments, on l'agrandit de façon à bien découvrir les os. Si les téguments ne sont pas divisés, on pratique une incision semi-lunaire, en V, en T, ou cruciale +. Les lambeaux disséqués sont garnis d'un linge et maintenus renversés par un aide.

2ᵉ *Temps : rugination du périoste* (inutile et même dangereuse, car elle expose à la nécrose).

3ᵉ *Temps : trépanation.* — *a.* Avec le *trépan :* l'instrument se manœuvre comme un vilebrequin, la plaque prenant son point d'appui sur le front ou sur le menton de l'opérateur. Le *perforatif* (qui dépasse de 3 millimètres environ le bord dentelé de la couronne, et s'applique au centre de la

____

(1) H. Larrey, *Mém. sur la trépanation* (*Mém. Soc. Chir.,* t. VII).

portion d'os à enlever) creuse d'abord son trou, puis la *couronne* trace un sillon circulaire superficiel : on retire alors le trépan, on fait pénétrer le *tire-fond* à la place du perforatif, pour lui assurer une prise suffisante sur le disque osseux ; on achève ensuite l'opération avec la *couronne* pourvue de son *curseur*, par de rapides mouvements de rotation. Si le disque osseux n'est pas ramené par la couronne, on l'enlève avec le tire-fond, introduit dans l'ouverture qui lui a été préparée, ou avec l'élévatoire. On égalise la section avec le couteau lenticulaire. — *b*. Avec la *tréphine :* l'instrument se manœuvre comme la vrille ou le tire-fond : on l'applique d'abord armé du perforatif, puis, après avoir frayé à la couronne une voie suffisante, on achève avec elle l'opération.

4ᵉ Temps : on satisfait à l'indication qui a motivé l'opération : extraction des corps étrangers, évacuation des liquides, redressement des esquilles ou des fragments déprimés.

Pansement : s'il faut entretenir l'ouverture extérieure pour aider à la disparition d'un épanchement, on pousse légèrement, dans l'orifice osseux, un linge fenêtré et cératé, et on recouvre de charpie ; s'il n'y a pas nécessité de maintenir écartés les bords de la plaie extérieure, on réunit ses lambeaux avec quelques bandelettes de diachylum. Serre-tête, ou bandage à *six chefs* (les moyens formant mentonnière, les antérieurs les postérieurs ramenés transversalement sur les tempes, où ils sont arrêtés et fixés par deux épingles).

2° Blessures de la face.

La réunion des *plaies des parties molles*, au moyen de la suture, doit toujours être tentée, alors même qu'il y aurait lambeau entièrement détaché : on cite aujourd'hui d'assez nombreux exemples de réunion, après séparation complète, du lobule du nez et du lobule de l'oreille.

S'il y a *fracture des os*, on s'applique à remédier au déplacement. Dans celle des os du nez, on cherche à relever les fragments avec une sonde de femme, portée à l'intérieur des narines; dans celle de l'arcade zygomatique, on conseille de ramener les fragments en rapport, avec la spatule, glissée au-dessous d'eux, par une incision des parties molles. Dans les fractures compliquées du maxillaire supérieur, il est de règle de conserver les esquilles, si peu adhérentes qu'elles soient. Nous avons déjà parlé des fractures du maxillaire inférieur (page 42).

La face renferme les *organes* de l'audition, de la vision, de l'olfaction et de la gustation ; elle est parcourue par des nerfs en rapports plus ou moins intimes avec ces organes, et par des artères nombreuses, quelques-unes volumineuses, telles que la carotide externe, à la région parotidienne.

Si une artère est ouverte, on se comporte ainsi qu'il a été dit au chapitre de l'Hémostasie.

Si un nerf a été divisé, les troubles qui résultent de cette lésion demeurent incurables.

Le globe oculaire est fréquemment atteint, à des degrés divers, de contusion ou de plaie : il faut recouvrir la partie blessée de compresses imbibées d'eau froide, appliquer des sangsues à l'angle externe des paupières, recourir à la saignée du bras et aux dérivatifs intestinaux, si l'on craint une réaction trop intense. Les hernies de l'iris sont réduites à l'aide d'un stylet, ou bien par les mouvements provoqués de ce voile contractile (subite exposition de l'œil à la lumière après occlusion momentanée des paupières, instillations de quelques gouttes d'une solution d'atropine). Les corps étrangers situés dans l'épaisseur de la cornée sont enlevés avec la pointe d'une épingle ou d'une aiguille; ceux qui ont pénétré dans le globe oculaire sont extraits avec les pinces ou un crochet, après débridement de la plaie ou incision de la sclérotique, s'il est nécessaire, mais à la condition qu'ils offrent une prise facile aux instruments et que leur siége précis soit reconnu.

ART. 2. — DU TRAITEMENT DES BLESSURES DU COU.

Les blessures du cou empruntent à l'importance des organes compris dans cette région et à la disposition des plans musculaires et aponévrotiques une gravité tout exceptionnelle. Les plaies les plus insignifiantes, en apparence, peuvent donner lieu à des inflammations sérieuses, à des abcès considérables, qui ont tendance à fuser vers la poitrine. La pénétration de l'air dans les veines est singulièrement favorisée par l'adhérence de ces vaisseaux aux tissus fibreux qui les environnent ; les hémorrhagies sont d'autant plus à redouter que les artères sont nombreuses, volumineuses, difficiles à comprimer et à lier. Le larynx, la trachée, l'œsophage, sont fréquemment atteints par les agents vulnérants.

Dans les plaies superficielles ou profondes, dans celles qui intéressent le larynx ou la trachée, on se borne (après avoir satisfait aux indications spéciales de l'hémorrhagie et des corps étrangers, si elles existent), à rapprocher les bords par une situation convenable et à les recouvrir d'un pansement simple. La suture est proscrite (bien qu'elle soit seule apte à combattre le renversement des lèvres en dedans, caractéristique des solutions de continuité de la partie antérieure du cou), à cause de l'inflamation qu'elle pourrait amener (1).

Dans les divisions complètes de la trachée,

_____

(1) Ne pourrait-on pas essayer la suture de J. Lamprey, qui se pratique avec des aiguilles à coudre très-fines, ne traversant que la peau, et fixées par une anse de fil de soie ?

quand il y a écartement considérable des bouts de l'organe, il est quelquefois nécessaire d'introduire par l'inférieur une canule métallique ou élastique pour permettre à la respiration de s'effectuer.

Les plaies de l'œsophage fournissent une indication particulière : il importe d'empêcher le passage des boissons par la solution de continuité du conduit. — Les plaies longitudinales ont peu de tendance à l'écartement, et sont abandonnées à elles-mêmes : on a seulement soin de maintenir le cou dans l'extension modérée. — Les plaies transversales incomplètes exigent une suture entrecoupée, à points très-rapprochés, intéressant toute l'épaisseur ou une partie de l'épaisseur des parois du canal, et la flexion modérée de la tête. — Dans l'un et l'autre cas, si la solution de continuité est très-étendue, il faut laisser à demeure une sonde dans l'œsophage, pour assurer l'arrivée des liquides à l'estomac.

Dans les plaies transversales complètes, on introduit la sonde œsophagienne *à travers les deux bouts*. Pour éviter les fausses routes, au niveau de l'inférieur, Legouest conseille de recourir au procédé suivant. « Une bougie uréthrale de petit diamètre serait introduite profondément, par son extrémité terminale, dans la plaie et le bout inférieur de l'œsophage ; son autre extrémité, armée d'un long fil, serait maintenue au dehors : une petite sonde, introduite par la bouche, par-

courrait la portion supérieure de l'œsophage, sorti-
rait par la plaie, recevrait dans ses yeux le fil
attaché à la bougie, et ramènerait celle-ci dans la
bouche. Il serait facile, alors, de faire passer, sur
le fil et sur la bougie servant de conducteurs, une
sonde œsophagienne dont l'extrémité aurait été
coupée. »

Pour les blessures d'artères, voir *Ligatures*.

ART. 3. — DU TRAITEMENT DES BLESSURES DE LA POITRINE.

Les *contusions* de la poitrine sont produites par
des chocs violents ou par des pressions énergiques.
Elles ne donnent lieu à aucune indication particulière, quand elles intéressent les parties molles
de la paroi thoracique. — S'il y a *fracture de côtes*,
sans déplacement ou avec déplacement léger, on
immobilise le thorax au moyen d'un bandage de
corps ou d'une large bandelette de diachylum :
lorsque les fragments ont perdu leurs rapports,
irritent ou déchirent les plèvres et le poumon, il
faut essayer de réduire, en ordonnant au malade
un grand effort d'inspiration, en glissant sous le
fragment déprimé un ténaculum. — S'il y a *solution de continuité des poumons* (on observe cette
lésion, en dehors de toute solution de continuité
des parties molles ou osseuses de la poitrine), on a
recours aux émissions sanguines (1).

(1) La solution de continuité du poumon communique ou

Les *plaies non pénétrantes* et les *plaies pénétrantes simples* n'exigent pas d'autres soins que les plaies ordinaires des autres régions.

Les *plaies pénétrantes compliquées* demandent un traitement subordonné à la nature de leurs complications.

1° Plaies pénétrantes avec hémorrhagie.

On conseille de fermer au plus tôt la plaie extérieure et d'abandonner l'hémorrhagie aux seuls efforts de la nature. Le sang s'accumule dans la plèvre, se coagule, et, à un moment donné, agit par compression sur les vaisseaux divisés, dont il favorise l'occlusion. Le malade échappe au danger de l'hémorrhagie, mais il reste exposé à la syncope età l'asphyxie, accidents que l'art ne peut suspendre ou écarter, qu'au prix d'une évacuation du liquide renfermé dans la plèvre, c'est-à-dire qu'en faisant courir au malade les chances d'une nouvelle hémorrhagie.

Larrey fermait la plaie extérieure *dans tous. les cas* d'hémorrhagie. Le médecin n'a guère autre chose à tenter, lorsqu'il y a lésion des artères et

non avec la plèvre. Dans le premier cas, on perçoit de la matité à la partie inférieure et une sonorité sus-normale à la partie supérieure de la poitrine, des râles humides, au niveau de la déchirure. Dans le second cas on rencontre la plupart des symptômes des cavernes pulmonaires, du gargouillement et parfois même du tintement métallique.

(Gosselin.)

des veines viscérales ; mais si le sang provient des artères intercostales ou de la mammaire interne, l'indication est d'agir aussi directement que possible sur les vaisseaux lésés.

1° La ligature des artères, à une distance plus ou moins considérable de la blessure, nous paraît impraticable, dans l'immense majorité des cas. C'est une opération laborieuse et incertaine. Le procédé de Reybard exige une aiguille particulière, qu'on a bien rarement sous la main ; le procédé de Marcellin Duval, le *seul méthodique*, est d'une exécution très-difficile, même sur le cadavre.

2° La ligature des bouts du vaisseau, dans la plaie, doit être pratiquée toutes les fois qu'il est possible d'atteindre et de saisir l'artère.

3° Quand le vaisseau échappe aux recherches, il faut essayer la cautérisation au fer rouge (Anger), ou la compression d'après les procédés de Gérard et de Goulard, de Quesnay, de Desault, etc. — *a*. Bourdonnet maintenu sur l'artère au moyen d'une ligature jetée autour de la côte ; — *b*. Jeton d'ivoire, appuyant, par son extrémité supérieure, contre le bord inférieur de la côte, renversé sur la poitrine par son extrémité inférieure, que fixe un bandage ou un lien circulaire ; — *c*. Linge carré enfoncé dans la plaie et rempli de charpie, de manière à former intérieurement comme une pelote de compression sur le vaisseau ouvert : les angles du linge, étirés, sont attachés aux pièces extérieures du pansement.

2° **Plaies pénétrantes avec corps étrangers.**

« Des corps étrangers, et en particulier des projectiles de guerre, pénètrent dans le médiastin et y demeurent. Il convient d'aller à leur recherche pour procéder à leur extraction : à cet effet, la plaie sera explorée avec une sonde en gomme élastique de gros calibre, conduite avec prudence et ménagement. On dilatera l'ouverture autant qu'il sera convenable par une incision, et, si cela est nécessaire, on appliquera sur le sternum une ou deux couronnes de trépan....

« Les corps étrangers engagés dans le cœur doivent être enlevés toutes les fois qu'ils sont accessibles. On n'est jamais assuré, comme on l'a dit, que leur extraction sera suivie d'une mort plus rapide, tandis qu'on a la certitude que leur présence peut être funeste, et qu'il est permis, après leur ablation, de concevoir l'espérance d'une guérison.... » (Legouest, *Chir. d'armée.*)

Les corps étrangers de la plèvre et du poumon doivent être recherchés et extraits comme ceux du médiastin et du cœur. Il n'est pas vrai que le sondage des plaies de poitrine, produites par les projectiles de guerre et intéressant le poumon, soit une *hérésie chirurgicale :* le seul inconvénient qu'on puisse lui reprocher, c'est de ne pas toujours conduire au corps étranger. L'extraction se fait avec des pinces, quelquefois avec les doigts, après débridement de la plaie extérieure, quand cette opération est jugée nécessaire ou utile. (*Ib.*)

ART. 4. — DU TRAITEMENT DES BLESSURES DE L'ABDOMEN.

Les *contusions*, lorsqu'elles sont superficielles, se traitent par les applications résolutives ; lorsqu'elles sont profondes, viscérales, par les émissions sanguines, les topiques résolutifs ou émollients, etc.

Les *plaies non pénétrantes* ou *pénétrantes simples* sont recouvertes d'un morceau de diachylum, d'un plumasseau de charpie cératé, ou réunies par

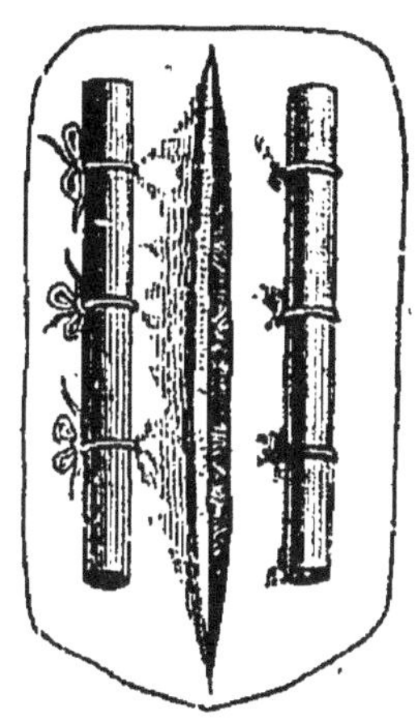

Fig. 41. — Suture enchevillée.

la suture enchevillée (*fig.* 41) selon leur étendue et la disposition de leurs bords à l'affrontement.

Les plaies qui intéressent les *organes* donnent lieu à des indications spéciales, variables selon l'espèce de viscère qui a été blessé, et selon les complications immédiates qui se sont produites. Nous ne saurions entrer dans le détail de ces indications ; nous dirons seulement ce qu'il convient de faire : 1° dans les plaies pénétrantes compliquées de la présence de corps étrangers ; 2° dans les plaies pénétrantes avec lésion de l'intestin.

1° Plaies pénétrantes avec corps étrangers.

Les *corps étrangers* compliquent fréquemment les plaies pénétrantes de l'abdomen par coups de feu. Il faut procéder sans retard à leur extraction, en agrandissant la blessure, s'il est nécessaire, avec le bistouri conduit sur l'indicateur. Telle est l'opinion de Baudens et de Legouest.

2° Plaies pénétrantes avec lésion de l'intestin.

L'*intestin blessé* reste dans la cavité de l'abdomen ou fait issue au dehors.

Dans le premier cas, 1° si la plaie extérieure est très-étendue, le doigt peut assurer le diagnostic, qui lui-même permet d'établir un traitement rationnel ; — 2° si la plaie extérieure est étroite, la prudence conseille d'éviter toute manœuvre susceptible d'ajouter à l'irritation des parties, et de se livrer à l'expectation : toutefois, dans les blessures par armes à feu, le débridement est souvent indiqué, soit pour l'extraction d'un projectile, soit pour la recherche d'une perforation qui met en danger la vie du malade,

Quand l'intestin blessé est hors de l'abdomen : 1° si la plaie viscérale est peu considérable, si elle consiste en une simple piqûre, on l'abandonne à elle-même et on réduit l'organe, après avoir passé un fil dans le mésentère, pour maintenir la portion blessée de l'intestin au voisinage de la plaie extérieure et pour en permettre la surveillance ; — 2° si la plaie viscérale a une certaine étendue, au delà de 5 à 6 millimètres, si elle est nette et sans perte de substance, on exécute la suture de l'intestin ; — 3° si la plaie est avec perte de substance (ou lorsqu'une portion de l'intestin est frappée de gangrène), on fixe l'organe aux bords de la plaie extérieure, de manière à créer un anus artificiel, qui plus tard se fermera spontanément ou sera traité par les moyens chirurgicaux.

Les blessures des intestins par coups de feu doivent être mises, dit Legouest, par l'avivement avec des ciseaux, dans les mêmes conditions que les plaies par armes tranchantes. « Plusieurs ouvertures peuvent avoir été faites par une balle au calibre de l'intestin : si les ouvertures sont très-rapprochées, il faut enlever la portion du canal comprise entre elles et réunir les deux bouts l'un à l'autre ; si elles sont à une certaine distance l'une de l'autre, il vaut mieux faire une suture aux deux endroits blessés, afin d'éviter une perte de substance et une dissection trop étendue du conduit intestinal. Il est toujours à craindre, dans les blessures de l'intestin par coups de feu, que l'une des perforations n'échappe aux recherches du chirurgien : aussi convient-il d'agrandir au besoin la plaie des parois abdominales, d'attirer au dehors les portions de l'intestin sur lesquelles le doigt pourrait faire soupçonner une altération, et de ne s'arrêter qu'après avoir porté ses investigations jusqu'à la limite du possible. » (*Chirurgie d'armée.*)

Les *sutures intestinales* sont *fixes* ou *perdues*.

Les *sutures fixes* sont celles qui, après avoir rapproché les bords de la plaie intestinale, la maintiennent au voisinage de la plaie extérieure. La plus connue, la *suture à anses*, de Ledran, est formée par plusieurs fils passés perpendiculairement à l'axe de la plaie intestinale, et tordus en masse, de manière à représenter un gros faisceau, qu'on fixe au dehors, vers l'un des angles de la plaie extérieure. Cette suture détermine un froncement peu favorable à la réunion ; elle expose aux fistules intestinales et aux épanchements consécutifs à l'extraction des fils.

Les *sutures perdues* sont celles qui, après avoir rapproché les bords de la plaie intestinale, sont abandonnées dans l'abdomen. La plupart reposent sur l'observation d'un fait de physiologie pathologique, *la rapidité avec laquelle les membranes séreuses, mises en contact avec elles-mêmes, contractent des adhérences solides.*

Nous allons décrire les procédés qui répondent le mieux aux besoins de la chirurgie d'urgence.

1° *Procédé de Reybard*, applicable à toutes les plaies de l'intestin. Suture à surjet, à points très-rapprochés, très-serrés, de façon à ce que le fil disparaisse dans la plaie : on peut, en guise de nœud, arrêter l'extrémité libre du fil sur un petit rouleau de linge, qui demeure dans l'intestin et favorise la chute du lien.

2° *Procédé de Jobert* pour la réunion des plaies longitudinales. — Les bords de la plaie sont renversés en dedans, pour adosser la séreuse à elle-même, des fils sont passés transversalement dans les lèvres, liés séparément et coupés au ras des nœuds.

3° *Procédé de Gély*. — « Voici son application aux plaies longitudinales... Un fil ciré est armé à chaque extrémité d'une aiguille ordinaire. L'une d'elles est enfoncée parallèlement à la plaie, en dehors et en arrière de l'un de ses angles, à une distance de 4 à 5 millimètres; elle ressort après un trajet de 4 à 5 millimètres de l'intestin. L'autre aiguille est ensuite employée à exécuter la même manœuvre sur la lèvre opposée (fig. 42). Les fils sont alors croisés; l'aiguille de gauche passe à droite, et réciproquement (fig. 43). Chacune d'elles sert alors à faire un nouveau point entièrement semblable au premier, avec la précaution de piquer tout d'abord dans le trou de sortie du fil qui vient d'être porté au côté opposé. Cette manœuvre est ensuite répétée autant de fois que cela est nécessaire pour garnir toute l'étendue de la

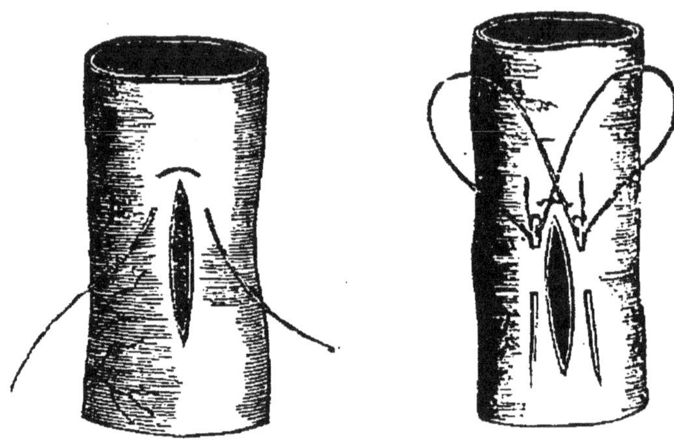

Fig. 42.   Fig. 43.

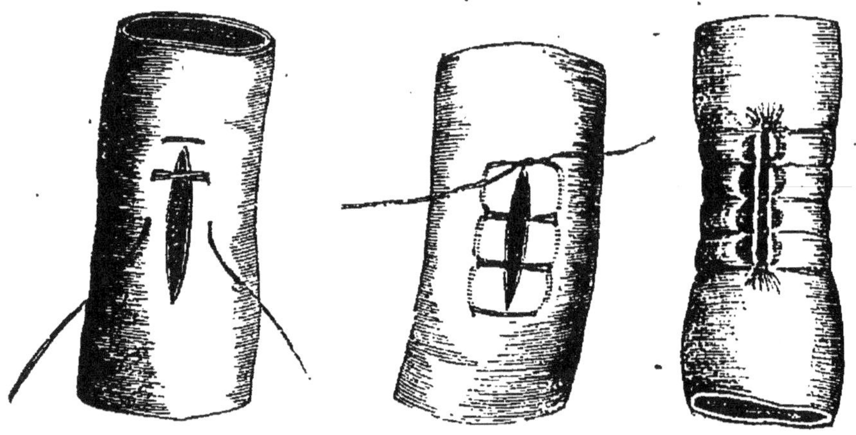

Fig. 44.   Fig. 45.   Fig. 46.

Suture de Gély.

plaie (fig. 44, 45). Cela fait, il reste, avant de nouer les fils, à serrer convenablement chaque point. Cette partie de l'opération se fait en prenant successivement chaque échelon transversal, et même chacun des fils qui le composent, avec une pince à disséquer, et en exerçant dessus une pression convenable, tout en déprimant les lèvres de la plaie. Elles ne tardent pas à s'adosser avec une telle exactitude, que l'on n'aperçoit plus au dehors aucune trace des fils qui ont produit ce résultat (fig. 46)... Lorsque cette opération est e rminée, il ne reste plus qu'à nouer ensemble les

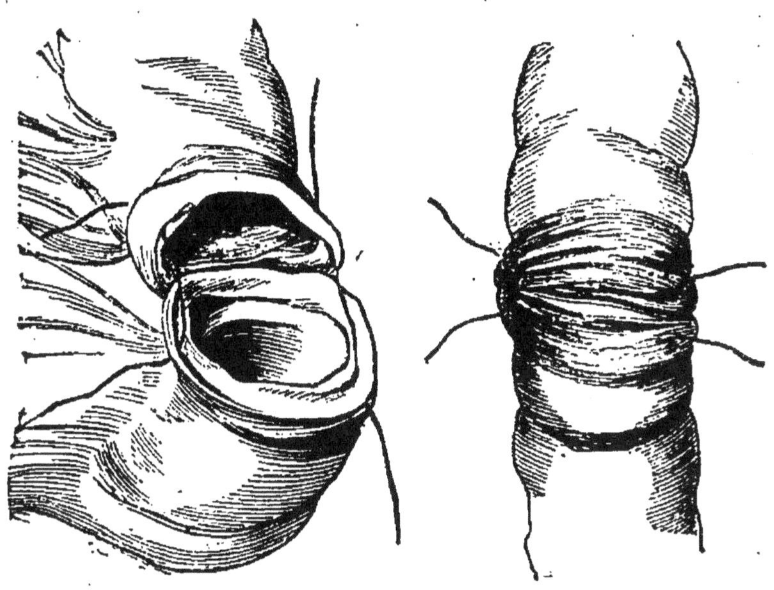

Fig. 47.   Fig. 48.

Suture de Lembert.

deux fils opposés et à couper les chefs au ras de ce nœud. » (Vidal, *Path. ext.*)

4° *Procédé de Lembert*, pour la réunion des plaies transversales. Il s'applique aux divisions complètes de l'intestin. Une aiguille, armée d'un fil ciré, est enfoncée à 6 millimètres de la plaie, dans l'épaisseur du bout supérieur, chemine dans le tissu sous-muqueux et ressort à 4 millimètres au-dessous de son point de pénétration; elle est ensuite enfoncée sur la face externe du bout inférieur, à 2 millimètres de la plaie, et ressort sur la même face, à 4 millimètres plus bas, après avoir labouré le tissu sous-muqueux. On applique de la sorte autant de points qu'il est nécessaire, puis on noue les fils séparément: leur serrement refoule en dedans les bords de la plaie et adosse la séreuse à elle-même. En respectant la muqueuse, cette suture expose les fils à tomber dans la cavité du péritoine plutôt que dans l'intestin.

Tous ces procédés appartiennent à la méthode d'*affrontement*.

CHAPITRE II

Du débridement des hernies étranglées et de la création d'un anus artificiel.

ART. 1. — DU DÉBRIDEMENT DES HERNIES ÉTRANGLÉES.

Quand le rebord des orifices aponévrotiques, qui donnent passage aux viscères déplacés, ou le feuillet séreux, qui forme la dernière enveloppe de ces viscères, épaissi au niveau de son orifice de communication avec le péritoine, comprime les parties herniées de manière à interrompre leur circulation capillaire, il y a *étranglement*.

Une *hernie étranglée* se présente ordinairement sous la forme d'une tumeur irréductible, petite, arrondie, tendue et douloureuse ; la douleur, d'abord limitée à la tumeur et à son pourtour, s'irradie bientôt à l'abdomen, qui se ballonne et se météorise ; des éructations se produisent, puis des vomissements de mucosités et de bile, et plus tard de matières à odeur fécale ; il y a de la constipation, des sueurs profuses, de la fièvre et une anxiété plus ou moins vive (*période de gangrène imminente*). L'intervention chirurgicale est-elle trop tardive ou demeure-t-elle impuissante ? La douleur cesse tout à coup, les vomissements font place au hoquet : la tumeur prend une teinte livide ou violacée ; la peau se refroidit ; le pouls perd de sa force, devient petit et concentré ; la face exprime l'épuisement, mais l'intelligence reste intacte : la mort survient brusquement, alors que le malade renaît au calme et à la confiance, ou après l'explosion d'une péritonite suraiguë (*période de gangrène confirmée*).

A ces caractères, il semble que l'étranglement soit d'un facile diagnostic, et cependant il a été maintes fois confondu avec des maladies ou des accidents à indications bien différentes des siennes.

Nous croyons donc utile de comparer brièvement entre eux les états d'engouement, d'inflammation du sac et des viscères, et d'étranglement.

HERNIE ENGOUÉE	HERNIE ENFLAMMÉE	HERNIE ÉTRANGLÉE
— Hernie ancienne, susceptible de réduction, mais non contenue, toujours intestinale.	— Hernie ancienne, irréductible ou mal contenue, épiploïque.	— Hernie récente, habituellement réductible et contenue, épiploïque ou intestinale.
— Tumeur volumineuse, ordinairement égale, molle et sans tension, peu douloureuse.	— Tumeur plus ou moins volumineuse, inégale, assez souple, douloureuse.	— Tumeur petite, égale, dure et très-douloureuse.
— Ventre susceptible de météorisme, mais indolore.	— Ventre susceptible de météorisme, mais peu douloureux.	— Ventre ballonné et très-douloureux.
— Phénomènes inflammatoires nuls.	— Phénomènes inflammatoires graduellement développés.	— Phénomènes inflammatoires développés soudain.

1° Débridement des hernies inguinales étranglées.

Au-dessus de l'arcade de Fallope, où s'exerce le principal effort des viscères, la paroi abdominale n'oppose, comme résistance, que les fibres pâles et lâchement unies des muscles petit oblique et transverse, et une double lame aponévrotique, affaiblie par des fossettes et par le canal inguinal (fig. 49).

Aussi les déplacements de viscères se produisent-ils, en cette région, avec une grande facilité. Ils donnent lieu à deux variétés de hernies.

a. — La *hernie inguinale externe, oblique ou indirecte*, est celle qui s'engage par la *fossette inguinale externe* et traverse l'*anneau profond du canal inguinal*. Elle offre trois degrés : — le premier n'est guère que l'exagération de l'état normal : les vis-

cères pressent contre la *fossette inguinale externe,*
située en dehors de l'artère épigastrique, au niveau

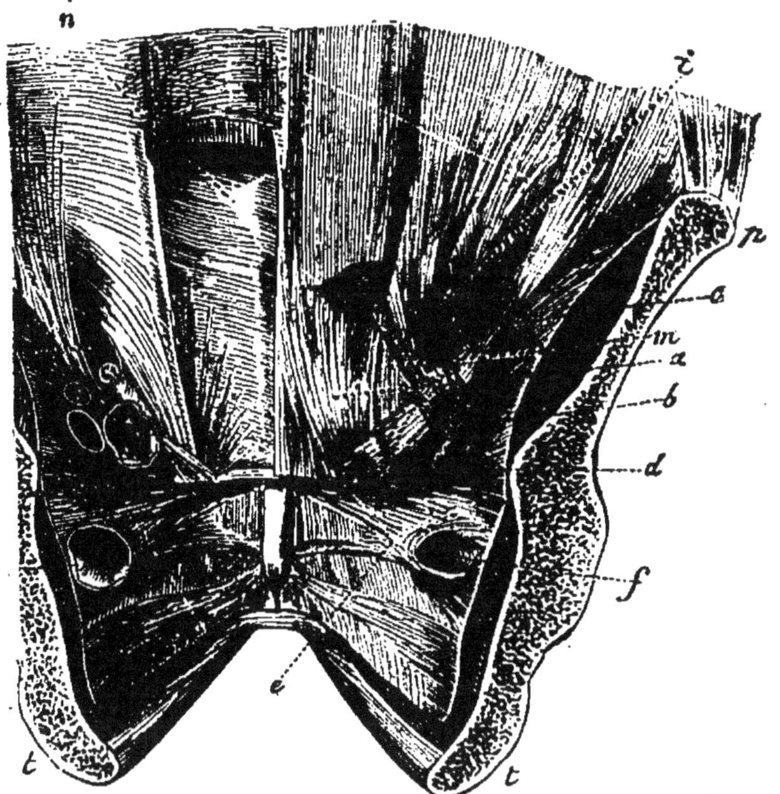

Fig.49. — Portion de la paroi abdominale antérieure vue par sa face
postérieure, d'après Bonami (1).

de l'anneau profond, et formée par une dépression
du péritoine, refoulent devant eux la séreuse et

(1) *a,* muscle droit (enlevé du côté gauche, pour montrer la gaine
aponévrotique *n*) ; — *b,* artère iliaque externe ; — *c,* artère épigastrique ; — *d,* embouchure de l'entonnoir crural (sac herniaire engagé
dans cet entonnoir à gauche) ; — *e,* artère hypogastrique (trajet anor-
mal) ; — *f,* orifice intérieur du canal sous-pubien ; — *i,* orifice intérieur
du canal inguinal ; — *p,* épine iliaque antéro-supérieure ; — *t, t,* tubérosités ischiatiques.

franchissent l'orifice intérieur du canal inguinal ; — lorsqu'ils remplissent ce canal, dans toute son étendue, ils donnent naissance à une tumeur désignée sous les noms de *hernie intra-pariétale, inguinale incomplète*, ou *bubonocèle :* c'est le second degré de la hernie inguinale externe ; — lorsqu'enfin les viscères descendent dans les bourses, ils constituent l'*oschéocèle*, troisième et dernier degré de la hernie inguinale externe.

Cette variété est caractérisée : 1° par *sa direction, qui est celle du canal inguinal (oblique en bas — en avant — en dedans)*; 2° par *sa situation en dehors et au-dessus du cordon, et en dehors de l'artère épigastrique.*

b. — La *hernie inguinale interne, ou directe*, est celle qui s'engage par la *fossette inguinale interne (comprise entre les artères épigastrique et ombilicale)* ou par la *fossette vésico-pubienne (située en dedans de l'artère ombilicale et correspondant à l'anneau superficiel).* Elle traverse directement le canal et se présente d'emblée à l'orifice extérieur; plus tard, elle se porte dans les bourses.

Cette variété est caractérisée : 1° par *sa direction, qui forme avec celle du canal un angle très-aigu, et répondant à l'anneau superficiel ;* 2° par *sa situation en dedans du cordon et en dedans de l'artère épigastrique.*

Richet, auquel nous empruntons la plupart de ces détails anatomiques, n'attache pas une grande importance à la connaissance précise des diverses couches d'enveloppe de la hernie : ces couches ne sont jamais et ne peuvent être divisées isolément par le bistouri. Ceci posé, nous dirons cependant « que toute hernie inguinale descendue dans les bourses a, pour enveloppes premières, la *peau*, les deux lames du *fascia superficialis* et la *gaîne fibreuse* que l'aponévrose engaînante *du grand oblique* envoie sur le cordon ; et, pour enveloppes profondes, le *crémaster*, les gaînes fournies par les *fascia transversalis* fibreux et celluleux, celle du *fascia propria* ou tissu cellulaire sous-péritonéal, et enfin le *péritoine* ou sac herniaire. Lorsque la hernie est encore contenue dans le canal, elle est pourvue des mêmes enveloppes, plus l'*aponévrose d'insertion du grand oblique*, avec ses fibres en sautoir ou collatérales. De plus, il faut se rappeler que quelquefois la hernie entraîne au fond des bourses ces mêmes fibres en sautoir, en éraillant et décomposant l'anneau superficiel... » (A. Richet, *Traité d'anat. méd.-chir.*)

Ce qu'il importe de retenir, c'est :

1° Le *rapport de la hernie avec l'artère épigastrique :* le collet du sac est *en dehors* de l'artère, dans la hernie *externe ; en dedans*, dans la hernie *interne.*

2° La *direction des fibres aponévrotiques qui entourent les orifices :* a. — *L'anneau intérieur ou profond* (1), ovalaire, est limité, à *sa partie inféro-*

_____

(1) Il est plus élevé que l'extérieur et situé sur le milieu

interne, par un repli falciforme, concave en dehors et en haut, dû à une sorte de condensation du fascia transversalis ; *à sa partie supéro-externe*, il n'offre aucune trace de bride. — b. *L'anneau extérieur ou superficiel*, ovalaire, est limité : 1° *en dedans et en haut*, par un ruban tendineux, très-résistant, rectiligne, *oblique en bas et en dedans (pilier interne* ou *supérieur) ;* 2° *en dehors et en bas*, par un ruban tendineux non moins fort que le premier, curviligne, à concavité supéro-interne, *oblique en bas et en dehors, puis en bas et en dedans (pilier externe* ou *inférieur)* : au-dessous de l'orifice, ces deux piliers se rejoignent et croisent leurs insertions symphysiennes avec celles des piliers du côté opposé. Il est à peu près impossible d'exercer une action certaine sur l'orifice intérieur, mais il est aisé d'amener le relâchement des fibres de l'orifice extérieur, *en plaçant le sujet dans le décubitus dorsal, les cuisses fléchies sur le bassin et rapprochées de la ligne médiane* (Thomson, Richet).

3° La *direction du canal inguinal, oblique en bas, en dedans et en avant :* une hernie *directe* doit être repoussée *directement en arrière ;* une hernie *oblique* doit être repoussée *obliquement en haut, en dehors et en arrière* (1).

d'une ligne menée de l'épine iliaque à l'épine pubienne (Richet).

(1) « Si la hernie était oblique et que l'on s'obstinât à repousser l'intestin directement d'avant en arrière, on courrait le risque, en faisant porter tout l'effort de la réduction

Quand il y a étranglement, quand cet étranglement a été reconnu, il faut se hâter de prendre une décision, car chaque minute de retard augmente les dangers courus par le malade, et l'expose davantage à une gangrène des parties herniées.

Les *moyens* dits *médicaux* (émissions sanguines, bains, fomentations émollientes, etc...) sont presque toujours insuffisants pour lever l'obstacle à la réduction des viscères. Le *taxis*, aidé de la *position* renversée, ou plutôt demi-renversée du sujet (décubitus dorsal, bassin plus élevé que les épaules) réussit quelquefois, mais à la condition d'être pratiqué : 1° dans le relâchement des fibres aponévrotiques des anneaux ; 2° selon la direction qu'indique la variété de la hernie ; 3° par pression modérée, égale et continue : rarement il doit être prolongé au delà d'une demi heure (Malgaigne).

Trop souvent, la *kélotomie* reste l'unique ressource du chirurgien.

L'opération se compose de 4 temps (malade dans le décubitus dorsal, sur le bord droit du lit ;

sur la paroi postérieure du canal, c'est-à-dire sur le fascia transversalis, de décoller cette lame fibreuse, et de loger l'intestin, qu'on croirait réduit, dans l'épaisseur des parois abdominales ; on aurait ainsi fait, d'une hernie complète, une hernie intrapariétale. Ce qu'il y aurait de plus grave alors, c'est que les accidents d'étranglement continueraient et que le chirurgien, trompé par cette réduction apparente, pourrait rester dans l'inaction » (Richet).

chirurgien à droite ; les parties sont préalablement rasées).

1ᵉʳ *Temps : Incision de la peau.* Dans le *procédé classique*, cette incision commence à 2 ou 3 centimètres au-dessus de la hernie et s'arrête à sa partie inférieure ; d'abord parallèle à la direction du canal, elle devient verticale, à mesure qu'elle descend sur le scrotum. Dans le *procédé de Malgaigne*, l'incision ne dépasse pas, en longueur, plus de 3 centimètres ; elle répond par son centre à l'étranglement, et par sa direction à celle de la hernie et du canal.

2ᵉ *Temps.*— â. *Incision des feuillets sous-cutanés qui revêtent le sac*, sur la sonde cannelée, dans l'étendue et la direction de l'incision de la peau ; l'opérateur découvre le cordon ou le sac : si la hernie est logée dans le cordon, il coupe avec précaution l'enveloppe fibreuse de celui-ci, regarde si quelques vaisseaux rampent sur le sac (auquel cas il les écarte) et met la poche à nu ; si la hernie est extérieure au cordon, il aperçoit d'emblée le feuillet séreux, mince, transparent, laissant distinguer parfois la couleur jaunâtre de l'épiploon ou la couleur brune de l'intestin. — b. *Incision du sac.* On soulève le sac avec la pince et on l'entame légèrement : par cette petite incision, qui donne habituellement issue à de la sérosité, on glisse la sonde, et l'on agrandit, sur cet instrument, avec le bistouri ou les ciseaux, l'incision du sac, jusqu'à ce qu'on puisse introduire dans sa cavité l'index et le médius gauches ; ces doigts tendent la séreuse en s'écartant, et protégent les viscères pendant qu'on achève la section de leur dernière enveloppe : l'incision du sac est faite de bas en haut. Quand l'étranglement est à l'anneau, Malgaigne respecte le sac ; quand l'étranglement est au collet, il se borne à entamer la séreuse, soit au-dessus, soit au-dessous de celui-ci, dans une très-petite étendue.

3ᵉ Temps : Débridement. — On reconnaît : 1° la nature et le siége précis de l'étranglement : la constriction peut être produite par l'anneau extérieur, par l'anneau intérieur, ou enfin par le collet du sac (dans ce cas, qui est le plus fréquent, l'étranglement se trouve parfois au-dessus de l'orifice intérieur du canal, à une profondeur considérable) ; 2° la variété de la hernie, qui fixe les rapports de la tumeur avec l'artère épigastrique et indique la direction du débridement : l'incision de l'obstacle est faite, sur la sonde ou la spatule cannelée, en dehors, dans la hernie externe, en dedans, dans la hernie interne, en haut, dans les hernies d'espèce douteuse. Le procédé le plus sûr est celui des *incisions multiples*, dans tous les sens, mais très-peu étendues (Vidal).

4ᵉ Temps : Réduction. — *a.* Dans les cas de hernie *épiploïque*, on réduit si l'épiploon est sain ; on laisse l'épiploon dans le sac, s'il offre des adhérences avec la séreuse ou quelque altération. — *b.* Dans les cas de hernie *intestinale*, on attire au dehors la portion de viscère qui supportait l'étranglement, on s'assure de son état : — lorsque l'intestin est rénitent, sans taches cendrées ou ardoisées, sans ulcération profonde, on le réduit ; — lorsqu'il offre une petite perforation, on peut comprendre, dans une ligature, avant de réduire les parties qui limitent cette perforation, à l'exemple d'A. Cooper ; s'il s'agit d'une plaie faite par le bistouri, on se comporte comme dans les cas ordinaires de plaie intestinale, on applique un point de suture, et on réduit encore le viscère ; — on le fixe au contraire à la plaie des parois abdominales, s'il est perforé ou gangrené dans une étendue assez considérable.

Pansement simple après l'opération. La réunion immédiate à tenter dans les cas exempts de toute complication, surtout si l'on a suivi les indications de Malgaigne.

2° Débridement des hernies crurales étranglées.

L'*entonnoir crural (infundibulum, anneau crural, canal crural)*, représente un cône prismatique, situé dans l'enfoncement qui sépare la cuisse de l'abdomen (*fig.* 50).

a. — Ses *parois* sont au nombre de trois : 1° l'*externe* est formée par la *veine fémorale ;* 2° la *postérieure*, par le *feuillet profond de l'aponévrose fémorale*, ou *fascia lata ;* 3° l'*antérieure*, par le *feuillet superficiel de cette aponévrose* (ce feuillet, auquel ses ouvertures nombreuses ont valu l'épithète de *cribriforme*, est doublé par deux couches sous-

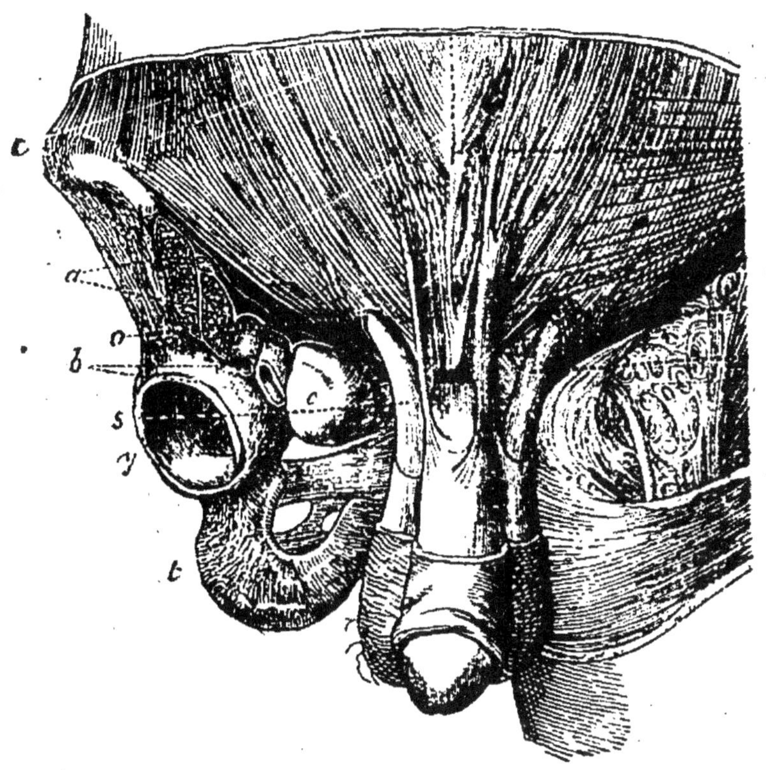

Fig. 50. — Régions ilio-inguinale et inguino-crurale (*).

cutanées, l'une profonde, lamelleuse, éraillée, qui lui est adhérente au voisinage de la saphène, l'autre superficielle ou cellulo-graisseuse).

b. — Le *sommet* de l'entonnoir correspond au

(*) *a*. muscle psoas-iliaque ; — *b*. vaisseaux fémoraux ; — *c*, hernie crurale ; — *e*. épine iliaque antéro-supérieure ; — *y*. cavité cotyloïde, — *t*. tubérosité ischiatique ; — *o*. orifice extérieur du canal inguinal — *s*, cordon spermatique (fascia cribriforme, figuré à droite.)

point où la veine *saphène* traverse le fascia cribriformis pour aller se jeter dans la fémorale.

c. — La *base,* ou pour mieux dire l'*embouchure* de cet entonnoir, regarde la cavité abdominale. Elle est limitée : 1° *en dedans,* par le bord concave du *ligament de Gimbernat,* que longe souvent l'*artère obturatrice;* 2° *en dehors,* par la *veine fémorale;* 3° *en avant et en haut,* par l'*arcade de Fallope,* que côtoie l'*artère épigastrique* (côté interne et inférieur de l'anneau inguinal intérieur); 4° *en arrière et en bas,* par le *ligament sus-pubien ou de Cooper.* Elle est fermée par le péritoine, le fascia transversalis celluleux et le *septum crurale,* dépendance du fascia transversalis fibreux.

d. — La *cavité* de l'infundibulum est dirigée *en avant et en dehors,* mais surtout en avant, de telle sorte que sa base reste profonde et que son sommet se trouve presque sous la peau. Elle est remplie par une graisse fluide et par des ganglions lymphatiques.

C'est par l'entonnoir crural que se font les hernies crurales (1).

Elles présentent trois degrés, à chacun desquels correspond une direction particulière.

Au 1er *degré,* l'intestin chasse devant lui le péritoine, refoule ou déchire le *septum crurale,* et

(1) Tout ce passage, comme celui relatif aux hernies inguinales, n'est qu'un résumé des pages remarquables, où Richet a si nettement exposé la topographie des régions ilio-inguinale et inguino-crurale.

se loge dans l'entonnoir, dont il offre la direction *en bas et en avant.*

Au 2ᵉ *degré*, l'intestin sort de l'infundibulum par une déchirure ou par l'un des orifices de la lame criblée : il se dirige *en avant* directement.

Au 3ᵉ *degré*, l'intestin, hors de l'entonnoir, se porte, *en haut et en dehors*, vers l'épine iliaque antéro-supérieure.

Le *sac* suit les péripéties de cette évolution. Tant que l'intestin demeure dans l'infundibulum, le sac reste conique, largement ouvert à sa partie supérieure, sans collet : l'étranglement est impossible dans de pareilles conditions. Quand l'intestin traverse la paroi antérieure de l'entonnoir, le sac se rétrécit nécessairement au niveau de la déchirure ou de l'orifice qui a donné passage au viscère : en ce point doit se produire l'étranglement.

Pour les cas ordinaires, Richet admet, avec Velpeau, quatre couches essentielles au-devant de l'intestin : la *peau*, le *fascia sous-cutané*, le *fascia sous-péritonéal* et le *sac ;* « mais il faut ajouter, avec Scarpa, que souvent les viscères, par suite de l'amincissement et de l'adhérence des feuillets aponévrotiques, sont tout à fait sous-cutanés, surtout dans les hernies dépourvues de sac comme certaines hernies du cœcum. » (*Anat. méd.-chir.*)

Le médecin doit avoir tous ces détails bien présents dans son esprit, lorsqu'il se décide à entreprendre l'opération du débridement.

Pour cette opération, le malade est couché sur

le dos, la cuisse portée dans l'extension, l'abduction et la rotation en dehors. — Le chirurgien se place du côté de la tumeur, ou entre les cuisses du sujet.

1er *Temps : Incision de la peau*, simple, parallèle au grand diamètre de la hernie, qu'elle dépasse, vers ses extrémités, de quelques millimètres; ou composée, cruciale, en T ou en ⊥ : veiller à la veine saphène.

2e *Temps.* — a. *Incision des feuillets sous-cutanés qui revêtent le sac ;* — b. *Incision du sac :* Éviter de prendre pour celui-ci le fascia sous-péritonéal, et pour l'épiploon le tissu graisseux qui le double : une semblable erreur aurait pour conséquence un débridement en dehors du sac, c.-a.-d. inutile.

3e *Temps : débridement.* Si l'étranglement avait lieu à l'anneau, il serait difficile de débrider autre part qu'en bas, où l'on rencontrerait bien vite la résistance du pubis; en dehors il y aurait à craindre la veine fémorale; en haut l'épigastrique; en dedans, l'obturatrice. Heureusement l'étranglement n'existe qu'au niveau d'un orifice naturel ou accidentel du fascia cribriformis : il n'y a guère à éviter que la saphène interne, qu'on est certain de ne pas blesser en éraillant les fibres aponévrotiques avec le petit bout d'une spatule au lieu de les diviser avec le bistouri.

4e *Temps : réduction.*

Pansement simple.

Art. 2. — DE LA CRÉATION D'UN ANUS ARTIFICIEL.

En dehors des cas où l'intestin, largement ouvert, atteint de plaie avec perte de substance, reste en communication avec une solution de continuité de la paroi abdominale, le médecin peut avoir à établir un anus artificiel pour remédier, soit à une occlusion intestinale (étranglement interne, *iléus*, etc.), soit à un vice de conformation congénital.

a. — Dans l'*occlusion intestinale*, l'opération de l'anus artificiel est indiquée, lorsque les purgatifs, les applications de glace, la malaxation, les ponctions et tous les autres moyens de guérison ont échoué; lorsque la maladie dure depuis huit ou dix jours, que le ballonnement du ventre n'a pas diminué, ou s'est vite reproduit, que les vomissements de matières stercorales sont fréquents et abondants, que le pouls s'affaiblit, que la gravité des phénomènes généraux fait présager une mort imminente (Trousseau, *Clin. méd.*).

Procédé de Nélaton : Anus artificiel établi aux régions iliaques droite ou gauche.

1ᵉʳ *Temps : incision de la peau :* Elle commence un peu au-dessus du niveau de la crête iliaque, descend parallèlement au ligament de Fallope, et mesure de 8 à 10 centimètres.

2° *Temps : incision des parties molles sous-jacentes à la peau,* tissu cellulaire, muscles et aponévroses, jusqu'au péritoine : si quelques vaisseaux un peu volumineux sont divisés pendant ce temps, on les entoure d'une ligature.

3e *Temps : incision du péritoine :* On ouvre la séreuse avec la pointe du bistouri, en dédolant, puis on agrandit l'ouverture sur la sonde cannelée.

4e *Temps : incision de l'intestin :* On saisit avec l'indicateur, recourbé en crochet, l'anse d'intestin grêle qui se présente à l'orifice béant; on la fixe par un fil passé au-dessous d'elle, à travers le mésentère, et on l'ouvre avec la pointe du bistouri : l'ouverture est ensuite élargie avec les ciseaux.

5e *Temps : suture de l'intestin :* Les bords de la plaie intestinale sont unis aux bords correspondants de la plaie extérieure, par cinq points de suture.

Trousseau ajoute qu'il faut introduire une sonde de gomme élastique dans le bout supérieur, reconnaissable à la quantité de gaz et de matières auxquels il donne issue : cette précaution nous paraît assez inutile. Le pansement consiste en un gâteau de charpie posé sur la plaie et un bandage de corps.

b. — *Chez les enfants,* l'opération de l'anus artificiel est le seul moyen de remédier à l'*absence du rectum.* Les signes à l'aide desquels on reconnaît ce vice de conformation sont le défaut complet des selles et l'aspect de la région périnéale. « Dans les imperforations simples, le chirurgien constate, au niveau de l'anus une fluctuation qui n'existe point dans les cas d'absence incomplète ou entière du rectum. Dans les cas obscurs, le chirurgien pourra faire, avec précaution, une ponction exploratrice au niveau de l'anus vers la concavité du sacrum : lorsque le rectum sera simplement imperforé, il y aura écoulement du méconium ; lorsque le rectum manquera dans une grande étendue, aucune issue de méconium ne suivra la ponction. » (Bouchut, *Mal. des enfants.*)

L'opération se pratique d'après trois méthodes.

Méthode périnéale : L'incision des parties molles se fait au périnée, sur la ligne médiane ; le bistouri doit être dirigé vers la concavité du sacrum ; l'intestin une fois saisi et divisé est fixé à la plaie extérieure par deux points de suture. Cette méthode crée un anus artificiel à la place ordinaire de l'orifice rectal ; mais elle expose à la blessure de la vessie ; elle n'est exécutable qu'autant que l'ampoule intestinale descend assez bas vers le périnée.

Méthode iliaque : L'incision des parties molles est pratiquée dans la fosse iliaque gauche, de manière à bien découvrir l'*s* iliaque, qui est la portion intestinale à diviser. Le chirurgien doit se rappeler que la courbure de l'*s* iliaque est sujette à varier, chez l'enfant nouveau-né : elle est parfois très-exagérée, et considérablement déviée à droite (Huguier).

Méthode lombaire : Elle respecte le péritoine, le gros intestin étant ouvert par la région lombaire.

La théorie donne à cette méthode la préférence sur l'iliaque; la pratique démontre qu'elle n'est pas suivie d'un plus grand nombre de succès, mais qu'elle est d'une exécution beaucoup plus difficile que la méthode iliaque.

CHAPITRE III

Des moyens d'évacuation des liquides contenus dans les grandes cavités.

ART. 1. — DE L'ÉVACUATION DES LIQUIDES CONTENUS DANS LES PLÈVRES ET DANS LE PÉRICARDE : THORACENTÈSE.

En général, lorsque l'évacuation des liquides contenus dans les grandes cavités offre un caractère d'urgence, c'est à cause du retard apporté par les malades, ou par ceux qui les assistent, à demander le secours du médecin.

1° *Paracentèse de la plèvre.* — Dans une pleurésie, « quand l'épanchement est excessif, au point de remplir complétement la cavité séreuse, ce qu'indique la matité absolue, s'étendant depuis la base de la poitrine jusqu'à la clavicule, en avant, jusqu'au sommet de la fosse sus-épineuse de l'omoplate, en arrière; de refouler le diaphragme, le foie, la rate, le cœur, la paracentèse doit être faite le plus tôt possible. », (Trousseau, *Clin. méd.*)

Lieu d'élection : 6ᵉ ou 7ᵉ espace intercostal (en comptant de haut en bas), à 4 ou 5 centimètres, en dehors du bord externe du muscle grand pectoral; 3ᵉ ou 4ᵉ espace intercostal (en comptant de bas en haut).

Opération. — 1° Ponction de la peau avec la lancette, au milieu de l'espace intercostal choisi (1); — 2° ponction des muscles et de la plèvre, avec le trocart capillaire (évacuation partielle du liquide), ou avec le trocart ordinaire, armé d'une baudru-

(1) Afin d'éviter toutes les chances d'introduction de l'air dans la cavité pleurale, les chirurgiens se sont beaucoup préoccupés des moyens d'obtenir un défaut de parallélisme entre la plaie cutanée et celle des parties sous-jacentes : leurs recommandations d'étirer la peau, de faire cheminer quelque peu le trocart sous cette membrane, avant de l'enfoncer au travers des muscles et de la plèvre, sont au moins inutiles ; car ce parallélisme si redouté se détruit *naturellement* par un mécanisme des plus simples, et fort bien exposé dans l'une des leçons de Trousseau : « Lorsque la poitrine est distendue par une grande quantité de liquide, les côtes et les espaces intercostaux se trouvent dans la situation où les met une inspiration forcée, et perdent nécessairement les rapports qu'ils présentent, à l'état de repos, avec les points correspondants du tégument externe, sous lequel ils jouent, sans que celui-ci suive le même mouvement. Il résulte de là, qu'après la ponction et après l'évacuation du liquide, le thorax reprenant son amplitude normale ou à peu près normale, les côtes et les espaces intercostaux s'abaissent, tandis que le tégument ne se déplace pas.... » Le parallélisme entre la partie cutanée et l'ouverture pleurale se trouve ainsi détruit.

che, d'un morceau de vessie, d'un boyau de poulet, autour du pavillon de la canule, pour empêcher l'accès de l'air dans la cavité pleurale (évacuation totale du liquide).— Pansement consécutif : mouche de diachylum ou de taffetas d'Angleterre sur l'incision cutanée.

2° *Paracentèse du péricarde*. — Elle se pratique à 3 centimètres du sternum, dans les 4°, 5° ou 6° espaces intercostaux.

ART. 2. — DE L'ÉVACUATION DES LIQUIDES CONTENUS DANS LE PÉRITOINE ; PARACENTÈSE DE L'ABDOMEN.

Elle se pratique sur le milieu d'une ligne allant de l'épine iliaque antéro-supérieure à l'ombililic (côté gauche).

ART. 3. — DE L'ÉVACUATION DE L'URINE RETENUE DANS LA VESSIE.

Les opérations qui ont pour but d'évacuer l'urine, retenue dans la vessie, varient selon la cause de la rétention.

Si là rétention est due à la paralysie des fibres vésicales, elle se traite par le *cathétérisme simple*. — Si la rétention est occasionnée par un obstacle au col ou à l'urèthre (tumeurs diverses, hypertrophie de la prostate, rétrécissement), elle exige le *cathétérisme simple*, le *cathétérisme forcé*, l'opération de la boutonnière, ou la *ponction de la vessie*.

Le *cathétérisme simple* se pratique avec des sondes de courbures et de calibres variables, rigides ou flexibles.

a. — *Chez l'homme*, le canal de l'urèthre se divise en deux portions, l'une étendue du gland au cul-de-sac du bulbe, mobile, descendante et rectiligne (*portion pénienne* ou *spongieuse*); l'autre qui correspond au cul-de-sac du bulbe, aux muscles de Guthrie et de Wilson, à la prostate, étendue de la symphyse au col vésical, immobile, ascendante et curviligne, à concavité supérieure (*portion périnéale*, *portions musculeuse et prostatique*). Son cathétérisme, avec la sonde métallique et courbe des trousses, s'exécute de la manière suivante. Le malade est couché sur le bord gauche du lit, les cuisses légèrement écartées et fléchies : le chirurgien se place du même côté, échauffe la sonde et la frotte avec un peu d'huile.

1ᵉʳ *Temps :* La verge, saisie entre le pouce et les autres doigts de la main gauche, est ramenée vers l'abdomen, le gland bien découvert; la sonde, tenue de la main droite, comme une plume à écrire, et par le pavillon, est introduite doucement dans le canal : elle glisse parallèlement au ventre ; son extrémité mousse doit suivre *non la paroi supérieure* de l'urèthre, sur laquelle se trouvent des replis muqueux, des lacunes ouvertes en avant (la plus remarquable située à 2 centimètres environ du méat), mais *la paroi inférieure* sur laquelle on n'en rencontre qu'accidentellement (Richet).

2ᵉ *Temps :* La sonde arrivée à la symphyse, on relève son pavillon et la verge, de manière à faire suivre au bec de l'instrument la **courbure de** la portion périnéale de l'urèthre : dans ce temps les *obstacles* sont *à la paroi inférieure* (cul de sac du **bulbe, bride** du collet du bulbe, soulèvement de la muqueuse au niveau du sphincter vésical, dépression prostatique)

3ᵉ *Temps :* Le pavillon de la sonde est abaissé entre les cuisses du malade et le bec entre dans la vessie : évacuation de l'urine.

b. — *Chez la femme,* l'urèthre est **très-court**; il décrit une petite courbure à concavité supérieure. Sauf quelques rares exceptions, il se laisse très-facilement parcourir par la sonde. Le chirurgien n'oubliera pas :

1° Que le méat se trouve en avant et au-dessus de l'entrée du vagin, et qu'il présente à sa partie inférieure un tubercule très-important à reconnaître, si on est obligé d'exécuter le cathétérisme sous le drap : une fois ce tubercule senti avec l'indicateur de la main gauche, « il suffit de glisser la sonde sur la pulpe de ce doigt, d'en porter le bec en haut et en avant pour pénétrer sans difficulté dans la vessie. Le meilleur moyen de reconnaître le tubercule sans être exposé à s'égarer, c'est de ramener le doigt de bas en haut, de la fourchette à l'orifice vaginal, car, lorsque l'on veut le chercher de haut

en bas, il arrive fréquemment qu'on le manque »
(Richet);

2° Que *la courbure du cana. augmente*, quand la
vessie est très-distendue ou repoussée en haut par
l'utérus gravide;

3° Que *la courbure du canal diminue*, quand la
vessie est attirée en bas par l'utérus dévié (rétro-
version);

4° Que *la courbure du canal se fait en sens inverse*,
dans certains cas, dans la cystocèle vaginale, par
exemple. Pareille direction se produit après l'ac-
couchement : l'urèthre, entraîné avec la vessie par
l'utérus, se fronce, se raccourcit en se tordant et
en se repliant sur lui-même : c'est une cause fré-
quente de rétention d'urine chez les nouvelles ac-
couchées (Mattei).

Le *cathétérisme forcé* est une mauvaise opération
toujours faite *à l'aveugle :* il faudrait, croyons-
nous, lui préférer la *boutonnière*, si l'on avait un
cathéter cannelé sous la main (incision de 4 centimètres sur la ligne médiane et la paroi inférieure
de l'urèthre, au niveau du rétrécissement indiqué
par l'arrêt du cathéter : cette incision est complétée, du côté de la vessie, au delà du rétrécissement, avec le bistouri conduit sur le stylet ou la
sonde cannelée; sonde à demeure dans l'urèthre).

La *ponction de la vessie* est un moyen d'évacuation très-expéditif, mais non à l'abri de tout repro-
che. Cependant, « pour ne rien exagérer, il faut
convenir que cette opération est généralement

exécutée dans des conditions fort malheureuses, qu'on ne s'y décide que quand, par une distension extrême, la vessie a souffert, s'est enflammée, ou est près de l'être, quand le sujet est déjà sous l'influence de la fièvre dite urineuse, etc...; si on la tentait plus tôt, elle serait bien moins grave » (Vidal).

Le plus court chemin pour arriver dans la vessie distendue est l'hypogastre : c'est donc à l'hypogastre qu'il faut pratiquer la ponction. Par cette voie, l'instrument ne peut s'égarer au travers de parties qu'il importe de ménager ; il respecte aussi sûrement le péritoine, refoulé en haut par la vessie, que dans les procédés de ponction périnéale ou rectale.

Le malade est couché sur le côté droit du lit, les cuisses légèrement fléchies, la tête et la poitrine soutenues par un oreiller. Le chirurgien se place à droite, tend la peau de l'abdomen avec les doigts de la main gauche, et, de la main droite, enfonce un trocart ordinaire, *perpendiculairement à l'axe du corps, au bas de la ligne blanche, à 2 ou 3 centimètres au-dessus de la symphyse pubienne*, jusque dans la vessie (Malgaigne).

On retire le poinçon, on évacue l'urine, on enlève la canule ou on la maintient fixée autour du corps, après l'avoir bouchée, selon que le cours normal de l'urine est rétabli ou continue à rester suspendu.

Le trocart courbe du frère Côme est préférable

au trocart ordinaire lorsque la canule doit être laissée à demeure dans la vessie.

***

CHAPITRE IV

Des moyens d'extraction des corps étrangers des voies naturelles.

***

Les corps étrangers des voies naturelles donnent lieu à des indications multiples, les unes relatives au mode d'extraction, les autres à la promptitude qu'il convient d'apporter à cette extraction.

Les indications de la première catégorie varient à l'infini. C'est par l'appréciation du volume, de la forme, de la consistance et de la nature des corps étrangers, que le chirurgien fait choix d'un procédé opératoire. Il est souvent réduit à improviser ce procédé, comme les moyens qui en assurent l'exécution.

Les indications de la seconde catégorie se résument dans cette règle, que *la promptitude de l'intervention et la rapidité de l'extraction doivent être en rapport direct avec l'importance de la fonction suspendue ou gênée par le corps étranger*. Il est évident qu'un corps étranger du rectum ou de l'urèthre ne compromet pas la vie *immédiatement*, comme un corps étranger de la trachée.

ART. 1. — DE L'EXTRACTION DES CORPS ÉTRANGERS DE L'URÈTHRE ET DU RECTUM.

Les corps étrangers de l'*urèthre* sont généralement allongés, arrondis : on les retire avec les pinces à disséquer ou avec les pinces de Hunter, en débridant au besoin le méat. S'il s'agit d'une épingle, introduite la tête la première, on lui imprime une forte pression d'arrière en avant ; ce qui fait traverser la paroi inférieure du canal par la pointe et permet de ramener en avant l'extrémité mousse du corps : l'extraction s'accomplit alors sans difficulté.

Les corps étrangers du *rectum* sont retirés avec les pinces, les tenettes, la main ; dans certains cas, il peut être nécessaire d'employer le tire-fond, de fendre l'anus en arrière ou sur les côtés, de recourir à la dilatation forcée.

ART. 2. — DE L'EXTRACTION DES CORPS ÉTRANGERS DU PHARYNX ET DE L'ŒSOPHAGE : ŒSOPHAGOTOMIE.

Les corps étrangers du *pharynx* sont ordinairement des morceaux de viande ou de pain avalés avec gloutonnerie, et qu'il est facile d'extraire avec les doigts ou les pinces à pansement.

Ceux de l'*œsophage* sont des aliments, des os, des arêtes, des noyaux de fruits, etc...: 1° on les extrait par la bouche, à l'aide de pinces ou de crochets spéciaux ; — 2° on les refoule vers l'estomac, au moyen d'un tampon d'éponge, fixé à l'extrémité d'une sonde (une tige de poireau suffit à A. Paré pour opérer le refoulement d'un morceau de tripe arrêté dans l'œsophage); — 3° on retire enfin le corps étranger par une ouverture artificielle, après avoir pratiqué l'*œsophagotomie*.

C'est dans le triangle compris entre le sterno-mastoïdien et la trachée qu'on découvre l'œsophage : on opère à gauche, parce que l'organe, dévié de ce côté, s'y montre plus accessible que du côté droit. On n'a besoin, pour se guider, ni de la saillie du corps étranger, ni des sondes à ressorts ; on arrive au but par une manœuvre méthodique, basée sur l'anatomie de la région sous-hyoïdienne. — Après avoir divisé la peau, le peaucier, l'aponévrose cervicale, comme s'il voulait pratiquer la ligature de l'artère carotide primitive, mais suivant une ligne plutôt rapprochée de la trachée que du sterno-mastoïdien, le chirurgien pénètre dans l'espace celluleux qui sépare la trachée des vaisseaux. Il fait écarter ceux-ci en dehors et reconnaît avec l'indicateur la colonne vertébrale : entre elle et la trachée se trouve l'œsophage.

On incise l'organe sur le côté, parallèlement à son axe, dans une étendue de 12 à 14 millimètres, on agrandit l'ouverture avec le bistouri boutonné ou les ciseaux, si cela est nécessaire (en prenant garde de couper les artères thyroïdiennes, ou en cherchant à ménager au moins l'inférieure) ; puis on procède à l'extraction du corps étranger avec des pinces convenables.

Art. 3. — De l'extraction des corps étrangers du larynx et de la trachée : trachéotomie.

Les corps étrangers du *larynx* et de la *trachée* viennent tantôt du dehors (noyaux de fruits), tantôt du dedans (concrétions calcaires détachées des poumons, débris d'anneaux cartilagineux détachés des tuyaux aériens, etc...) ; d'autres fois, ils se forment à l'intérieur de ces conduits (fausses membranes du croup). Quand les vomitifs et les sternutatoires sont restés sans effet, quand la vie menace de s'éteindre par asphyxie, il faut, sans tarder, pratiquer la *trachéotomie*.

Dans le croup, l'opération a des chances de succès d'autant plus grandes, qu'elle est pratiquée plus tôt ; mais, à quelque degré que l'asphyxie soit arrivée, *l'enfant n'eût-il que quelques minutes à vivre*, la trachéotomie doit être tentée, et peut réussir *lorsque la lésion locale constitue le danger principal de la maladie*. « Cette restriction est importante : car si l'infection diphthéritique a profondément atteint l'économie ; si la peau, si les fosses nasales sont occupées par la phlegmasie spéciale ; si la fréquence du pouls, le délire, la

prostration indiquent un empoisonnement profond ; si, en un mot, vous avez affaire à la forme
maligne de la diphthérie où le péril est plutôt dans

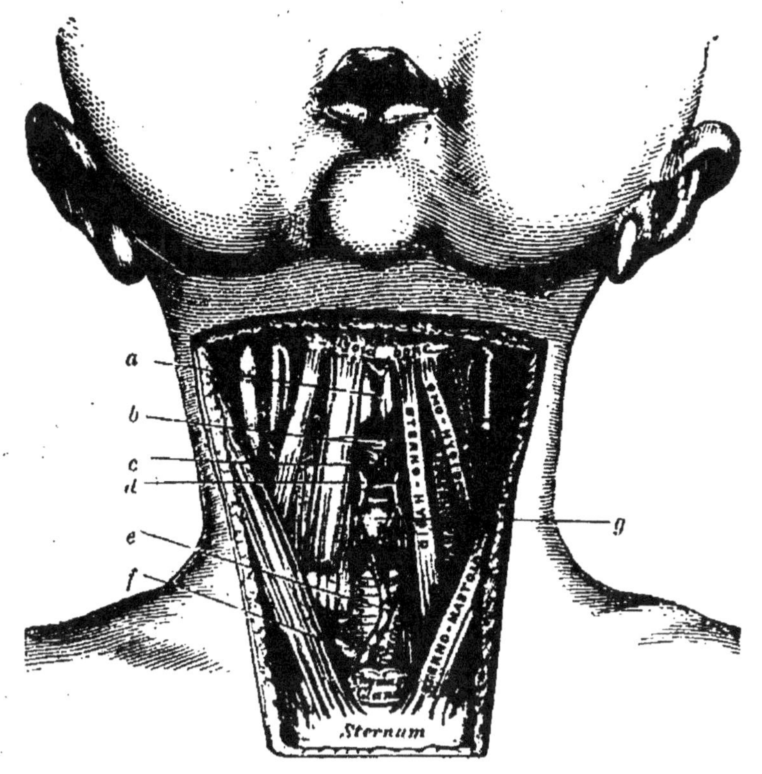

Fig. 51. — Région laryngo-trachéale chez l'enfant, d'après Gray (*).

cet état général que dans la lésion locale du larynx
ou de la trachée, *l'opération ne doit pas être tentée*.

(*) *a*, cartilage thyroïde ; *b*, membrane et artère crico-thyroïdiennes ;
c, cartilage cricoïde ; *d*, veine thyroïdienne supérieure ; *e*, veine thyroïdienne inférieure ; *f*, artère innominée ; *g*, isthme du corps thyroïde.
(Holmes, *Thérapeutique des maladies chirurgicales des enfants*, trad.
par Larcher. Paris, 1870.)

CORRE, Chir. d'urg.   12 elle est invariablement suivie de mort. » (Trousseau, *Clin. méd.*)

Chez les très-jeunes enfants, Holmes donne le conseil d'ouvrir la trachée au-dessus de l'isthme du corps thyroïde : ce n'est plus, à proprement parler, la trachéotomie qu'on pratique, mais bien la laryngo trachéotomie ; car il faut diviser, avec les premiers anneaux de la trachée, le cartilage cricoïde et la membrane crico-thyroïdienne : le petit volume des parties et l'absence de saillie du cartilage thyroïde (qui indique la ligne médiane et sert de guide au chirurgien) rendent l'opération fort difficile.

Chez les enfants au-dessus de cinq ans, on peut pratiquer l'ouverture de la trachée soit au-dessus, soit au-dessous de l'isthme du corps thyroïde.

A partir de la puberté, il y a tout avantage à inciser la trachée au-dessous de l'isthme.

On doit toujours chercher à ménager l'isthme du corps thyroïde, dont le bord supérieur répond à l'anastomose des artères thyroïdiennes supérieures, dont le bord inférieur répond à l'anastomose des artères thyroïdiennes inférieures, et que traversent de nombreux vaisseaux. Ce précepte a d'autant plus d'importance que la glande est plus volumineuse, plus vasculaire, comme chez l'enfant et chez la femme (1).

(1) V. Legros conseille de décoller la glande avec la sonde cannelée, manœuvre que favorise la laxité du tissu cellulaire qui unit l'isthme à la trachée. (*Difficultés de la trachéotomie*, 1866.

Opération. — Le malade est couché sur le dos, la poitrine élevée, la tête renversée en arrière et la nuque soutenue par un traversin ou un oreiller roulé. — L'opérateur est à droite : il *fixe le tube laryngo-trachéal* avec les doigts de la main gauche, une érigne ou un ténaculum, et apporte le plus grand soin à *diriger le scalpel* bien exactement *sur la ligne médiane*, où les vaisseaux sont moins volumineux que sur les côtés, et sur laquelle on est certain d'atteindre la trachée.

1ᵉʳ *Temps.* — *Incision de la peau*, sur la ligne médiane, du cartilage cricoïde vers le sternum : elle s'arrête un peu au-dessus du bord supérieur de cet os.

2ᵉ *Temps.* — *Incision du fascia superficialis, de l'aponévrose cervicale, et de l'interstice des muscles sterno-hyoïdiens et sterno-thyroïdiens.*

3° *Temps.* — *a.* On reconnaît 1° l'*isthme du corps thyroïde*, qui descend plus ou moins bas au-devant de la trachée (1) ; 2° les *vaisseaux* situés au-dessous de cet isthme, l'artère thyroïdienne de Neubaüer, dont l'existence est loin d'être constante, les veines disposées sous forme de plexus et d'au-

(1) Chez l'adulte, il recouvre ordinairement les 2ᵉ, 3ᵉ et 4ᵉ anneaux de la trachée. Richet a noté que, chez les individus dont les lobes latéraux peuvent être reconnus à travers les téguments, l'isthme thyroïdien est toujours très-développé ; et Cruveilhier fait remarquer que cet isthme devient parfois si bas, qu'il n'existe pas assez d'espace pour exécuter l'opération de la trachéotomie.

tant plus developpées, qu'elles sont plus rapprochées de la poitrine : le chirurgien n'oubliera pas que la partie inférieure de la trachée est croisée par le tronc brachio-céphalique qui, dans les grands efforts d'inspiration, s'élève un peu au-dessus du niveau du sternum. — *b*. On écarte les vaisseaux, ou, s'il est impossible de les éviter, on les coupe, puis on les comprime avec les doigts (ou on les lie).

4e *Temps*. — *Incision de la gaîne trachéale* : Cette incision faite, Malgaigne recommande de porter en dehors, avec un crochet mousse, les deux bords de l'enveloppe fibreuse divisée : les vaisseaux ouverts se trouvent ainsi comprimés entre la gaîne et la peau rapprochées l'une de l'autre.

5e *Temps*. — *Incision de la trachée* : On enfonce la pointe du bistouri, tenu comme une plume à écrire, le tranchant en haut, à la partie inférieure de la trachée, et on agrandit, de bas en haut, l'ouverture ainsi produite, avec les ciseaux.

6e *Temps*. — Il varie avec le but de l'opération : 1° si la trachéotomie a été pratiquée pour extraire un corps étranger, on recherche celui-ci et on le retire avec les pinces ; 2° si la trachéotomie a été faite pour remédier à l'asphyxie, dans un cas de croup ou d'œdème de la glotte, on introduit un instrument dilatateur, puis une canule, qu'on laisse à demeure dans l'organe, jusqu'à ce qu'on juge les

voies respiratoires libres de tout obstacle à la pénétration de l'air (1).

ART. 4. — DE L'EXTRACTION DES CORPS ÉTRANGERS DES
FOSSES NASALES ET DU CONDUIT AUDITIF EXTERNE.

Cette extraction s'accomplit aisément au moyen
des pinces à pansement ou à dissection, dans les
cas ordinaires. Mais lorsqu'il s'agit d'organismes
vivants, qui pullulent jusque dans les sinus en rapport avec les fosses nasales (mouche hominivore),
il est nécessaire d'avoir recours à d'autres moyens.
Les injections de liquides toxiques (solution de
sublimé, etc.) sont dangereuses, car elles pénètrent
fatalement dans les voies digestives ; elles n'atteignent pas d'ailleurs les dernières cavités habitées
par les larves. Il faut soumettre le malade aux
inhalations de chloroforme qui forcent les parasi-
tes à abandonner leurs retraites les plus cachées et
les tuent, puis aux injections d'eau tiède qui les
entraînent au dehors.

(1) Voici, d'après Trousseau, le diamètre des canules à employer selon l'âge du malade :
Enfants de 6 mois à 2 ans.... canule de 5 millim. de diam.
   —   2 à 4 ans......   —   6
   —   4 à 6.........   —   7
   —   6 à 10.........   —   8
Adolescents.................   —   9
Adultes........... ....   —   12

CHAPITRE V

.

Des moyens d'arrêter les hémorrhagies nasales et utérines

ART. 1. — DU TAMPONNEMENT DES FOSSES NASALES.

Pour arrêter l'épistaxis, il faut placer le malade dans un lieu frais, la tête élevée, les tempes et le front recouverts de compresses imbibées d'eau froide ; si l'écoulement de sang persiste, on a recours aux injections astringentes dans les fosses nasales (1), à l'élévation du bras correspondant à la narine qui fournit l'hémorrhagie (Négrier), et enfin au tamponnement.

Le *tamponnement* se pratique avec la *sonde de Belloc*.

On prépare un premier bourdonnet de charpie, destiné à fermer l'orifice postérieur de la fosse nasale, et entouré, à sa partie moyenne, de deux longs fils, doubles et cirés ; un second bourdonnet, qui doit être placé à l'orifice antérieur, et non garni de fils.

(1) Voici une formule d'injection qui nous a rendu de bons services dans les hémorrhagies nasales de la fièvre jaune :

Sous-nitrate de bismuth......... 4 grammes.
Perchlorure de fer à 30°......... 4 —
Eau distillée...... . ... 40 —

La sonde est glissée par la narine malade. Quand son bec a franchi l'orifice postérieur de la fosse nasale et atteint la face postérieure du voile du palais, on pousse le stylet qui dégage le ressort : celui-ci pénètre dans la cavité buccale ; on l'attire aussi en avant que possible avec l'indicateur gauche, on passe dans la perforation du bouton les deux extrémités du fil double antérieur du premier bourdonnet, puis, avec la sonde, on ramène ce fil au dehors de la narine. On entraîne le bourdonnet vers l'orifice postérieur, on dédouble le fil antérieur et on noue ses deux chefs sur le second bourdonnet, qu'ils maintiennent sur l'orifice antérieur. Le fil postérieur est porté vers l'un des angles de l'ouverture buccale et attaché au bonnet du malade.

Un caillot épais et résistant se forme dans la fosse nasale. Au bout de 30 ou 40 heures, on peut détacher le fil antérieur, enlever le bourdonnet externe et retirer le bourdonnet interne à l'aide du fil postérieur.

ART. 2. — DU TAMPONNEMENT VAGINAL.

On a recours au *tamponnement* du vagin :

1° Dans les métrorrhagies qui surviennent en dehors de la grossesse et qui ont résisté aux moyens ordinaires (émissions sanguines, injections astringentes ; — acide gallique, ergot de seigle, poudres de rue et de sabine, perchlorure de fer administrés à l'intérieur, etc.);

2° Dans les hémorrhagies des premiers mois de la grossesse, quand tous les autres moyens ont échoué (repos, applications froides sur l'hypogastre et les cuisses, injections vaginales astringentes, lavements laudanisés, etc.);

3° Dans les hémorrhagies des derniers mois de la grossesse, dès le début de l'écoulement sanguin (Cazeaux);

4° Dans les hémorrhagies de la délivrance, qui persistent après l'enlèvement du placenta : on combine le tamponnement à la compression de l'hypogastre ; mais il faut accorder plus de confiance à l'ergot de seigle, aux manipulations exercées sur la matrice, à la déplétion de l'utérus, à la compression de l'aorte abdominale (Joulin).

L'opération est des plus simples. Elle consiste à remplir le vagin avec de la charpie, de l'étoupe, du coton, des morceaux de vieux linge, des fragments d'éponge ; on maintient le tampon à l'aide d'un bandage en T : la branche horizontale forme ceinture et comprime le bas-ventre, préalablement recouvert de serviettes pliées en plusieurs doubles ; la branche verticale est ramenée par-dessus la vulve et fixée à la précédente.

FIN.

TABLE DES MATIÈRES

FIN DE LA TABLE.

CORBEIL. typ. et stér. de CRÉTÉ FILS.